Victoria Boutenko

Detox mit Grünen Smoothies

Victoria Boutenko

Detox
mit Grünen Smoothies

Übersetzung: Elisabeth Liebl

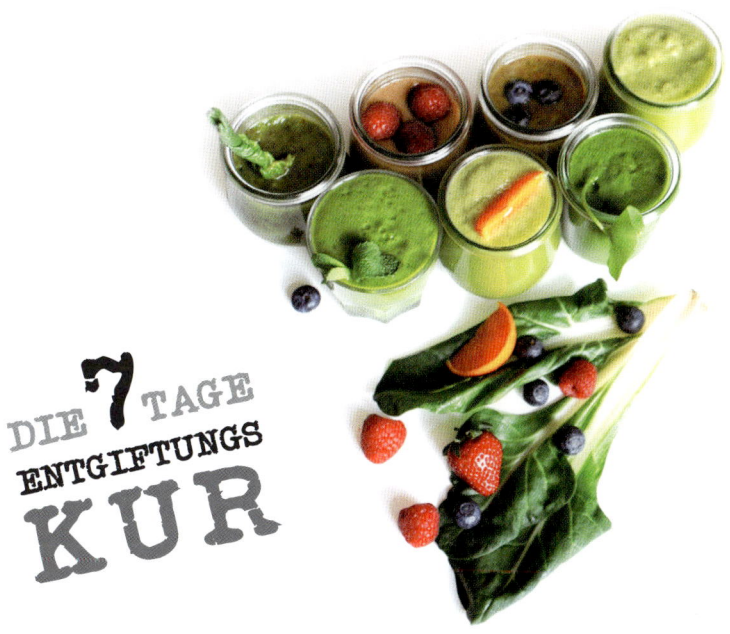

DIE 7 TAGE
ENTGIFTUNGS
KUR

HANS-NIETSCH-VERLAG

Titel der Originalausgabe: *Green Smoothie Retreat. A 7-Day Plan to Detox and Revitalize at Home*, erschienen bei *North Atlantic Books*, Berkeley, Kalifornien/USA

Translation Rights arranged with *North Atlantic Books*, Berkeley, Kalifornien/USA

Lektorat: Ute Orth
Korrektorat: Thomas Menzel
Fotos: Shutterstock 9, 49, 81, 91, 126, 139; 123RF 35, 59, 67, 72, 87, 104, 107, 109, 120, 130, 146, 151, 167; Svenja Wesseloh 84, 155
Einbandgestaltung: Kurt Liebig
Innenlayout und Satz: Rosi Weiss
Druck: Dimograf, Bielsko-Biała/Polen

Hans-Nietsch-Verlag
Am Himmelreich 7
79312 Emmendingen

www.nietsch.de
info@nietsch.de

ISBN 978-3-86264-350-9

Inhalt

Teil III Detox mit grünen Smoothies – Die Rezepte

Anhang

Vorwort

Kennen Sie das Glück, ein paar Tage abseits der gewohnten Umgebung an einem friedlichen Rückzugsort zu verbringen, an dem Sie sich völlig frei von jeglichen Alltagsanforderungen in aller Ruhe auf sich selbst und die Selbstheilungskräfte Ihres Körpers besinnen können? Die Teilnehmer eines solchen Retreats wohnen gewöhnlich in komfortablen Zimmern und sind in einer schönen Umgebung von Gleichgesinnten umgeben. Sie nehmen während dieser Zeit gesunde Nahrung zu sich, besuchen gemeinsam Workshops oder erholen sich, indem sie sich für wohltuende Heilprozesse öffnen. In diesem geschützten Rahmen können sie auf Dauer eine ganze Reihe von gesunden Gewohnheiten entwickeln – wie etwa frühes Schlafengehen, gesunde Ernährung, den Verzicht auf Koffein oder achtsame Körperübungen. Viele nehmen von ihrem Retreat zudem leckere, gesunde Rezepte mit nach Hause.

Meine Familie hat seit dem Jahr 2000 eine ganze Reihe von heilsamen Detox-Workshops organisiert. Daher wissen wir, dass solch eine Auszeit zwar wunderbar, aber meist auch recht kostspielig ist. Bei der Planung geht es beispielsweise darum, einen passenden Ort in möglichst unberührter Natur zu finden, der aber dennoch mit öffentlichen Verkehrsmitteln gut erreichbar ist, sodass unsere Teilnehmer kein Auto mieten müssen. Vor Ort sollte eine gut ausgestattete Küche vorhanden sein sowie ein Kühlraum, in dem wir viel Obst und Gemüse unter optimalen Bedingungen aufbewahren können. All diese Faktoren wirken sich jedoch auf den Preis aus. Aus diesem Grund ist solch eine Auszeit für viele Menschen einfach unerschwinglich.

Doch in der Hektik des Alltags fällt es uns meist schwer, unseren Lebensstil grundlegend umzustellen. Ich unterrichte nun schon seit mehr als zwanzig Jahren unzählige Menschen darin, einen gesunden Lebensstil zu führen, und musste immer wieder feststellen, wie schwierig es für die meisten ist, ihr Leben ohne die geeignete Vorbereitung umzukrempeln.

Doch mit ein paar Grundkenntnissen ist es durchaus möglich, für sich selbst einen solchen Workshop zu organisieren. In diesem Buch möchte ich Ihnen alle grundlegenden Informationen und Techniken vermitteln, die Sie brauchen, um selbst eine Detox-Kur zu gestalten. Was die Ernährung angeht, so habe ich mich für grüne Smoothies entschieden, weil eine Entgiftungskur mit diesem grünen Zaubertrank meiner Erfahrung nach am effektivsten ist. Daher habe ich für Sie ein Detox-Retreat mit grünen Smoothies konzipiert. In diesem Buch finden Sie alle erforderlichen Informationen, Nährwertangaben und Rezepte für eine siebentägige Entgiftungskur. Auch wenn Sie grüne Smoothies dauerhaft in Ihre tägliche Ernährung aufnehmen wollen, finden Sie in diesem Buch alles Wissenswerte rund um den gesunden Powerdrink.

Von 2008 bis 2013 habe ich insgesamt 19 siebentägige Entgiftungskuren mit grünen Smoothies angeleitet. Die Informationen in diesem Buch habe ich größtenteils im Laufe meiner praktischen Arbeit mit über tausend Teilnehmern gesammelt.

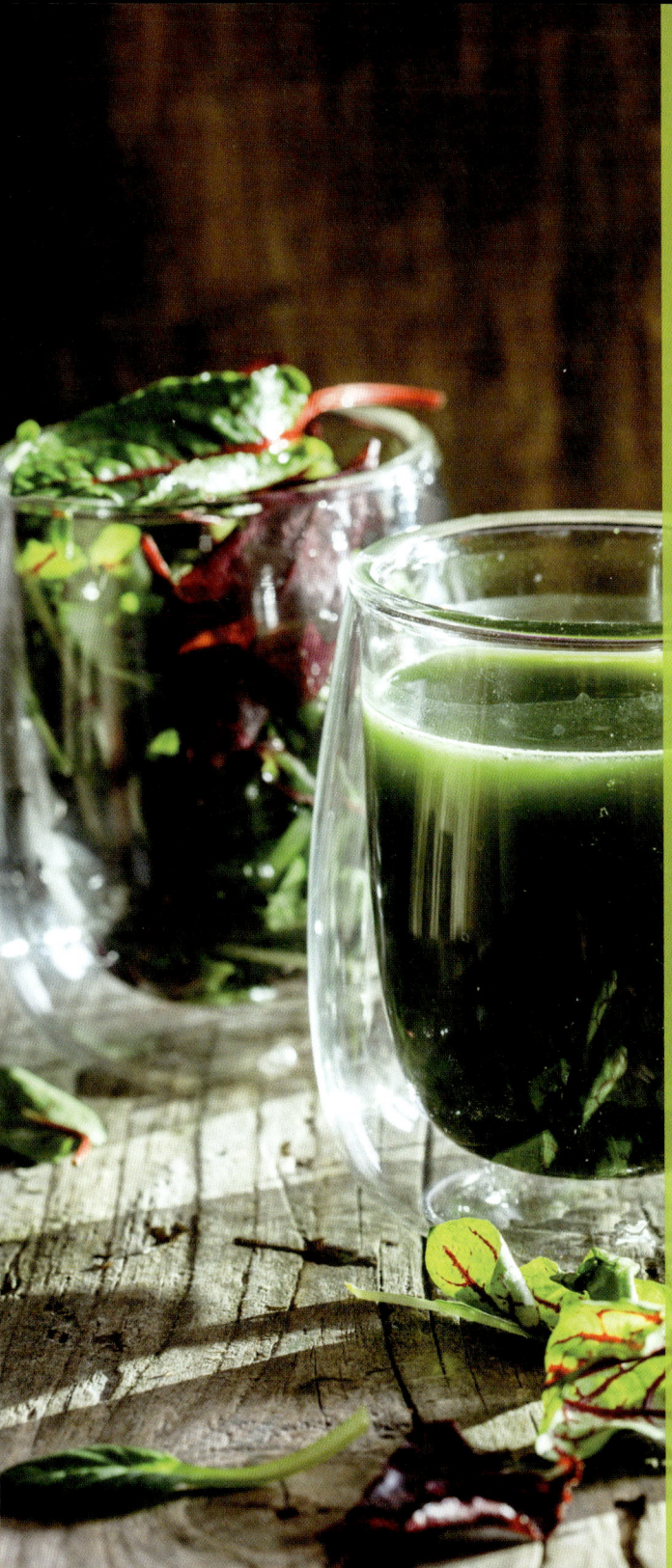

TEIL I

Planen Sie Ihre Entgiftungskur mit grünen Smoothies

Kapitel 1

Besser als bittere Pillen: kritisches Denken

Alle Menschen haben die Fähigkeit, sich selbst zu erkennen
und vernünftig zu denken.
Sokrates

Ohne die Fähigkeit, die Dinge kritisch zu hinterfragen, tendieren unsere Chancen auf ein gesundes Leben letztendlich gegen Null. Selbstverständlich brauchen Sie hin und wieder professionellen ärztlichen Rat und Beistand, doch im Endeffekt müssen Sie im Hinblick auf *Ihre eigene Gesundheit* alle Entscheidungen *selbst* treffen. Schließlich steht diese in Ihrem Leben nur für *Sie* an erster Stelle. Wenn Sie ein Auto kaufen wollen, überlassen Sie die Entscheidung schließlich auch nicht dem Verkäufer! Läge die Entscheidung, welchen Wagen wir nehmen, jedoch beim Autoverkäufer, dann würden wir vermutlich alle Porsche und Lamborghini fahren und mehr Schulden als Haare auf dem Kopf haben. Bevor Sie ein neues Auto anschaffen, informieren Sie sich zunächst über die infrage kommenden Modelle. Erst danach treffen Sie Ihre Entscheidung. Wenn Sie jedoch das falsche Auto kaufen, kann dies unter Umständen zu erheblichen Problemen führen. Immerhin wäre diese Entscheidung nicht lebenswichtig, denn Sie können das Gefährt ja immer noch zurückbringen und gegen ein geeigneteres eintauschen.

Ein neues Leben bzw. einen neuen Körper können Sie aber nicht kaufen oder gegen den alten eintauschen. Ihr Leben ist einzigartig und daher äußerst wertvoll! Ihre Gesundheit ist ein kostbares Gut und *Ihre* höchstpersönliche Angelegenheit. Sie zu bewahren ist allein Ihre Aufgabe. Es macht also durchaus Sinn, sich mit den wichtigsten Grundsätzen der menschlichen Gesundheit zu beschäftigen, bevor Sie sich auf irgendeine Behandlung einlassen.

Viele Menschen besitzen heutzutage Handys mit Kamerafunktion, doch letztendlich können nur Fotografen, die die Gesetze von Licht und Schatten sowie die Grundlagen der optischen Verarbeitung verinnerlicht haben, wirklich gute Fotos machen. Auf ähnliche Weise versetzt uns ein grundlegendes Verständnis der Prinzipien natürlicher Heilung in die Lage, bessere Entscheidungen für unsere Gesundheit zu treffen. Daher möchte ich Sie dazu anregen, in puncto Gesundheit Ihre Hausaufgaben zu machen. Lesen Sie dieses Buch, um zu verstehen, was Gesundheit ausmacht, wodurch Krankheiten entstehen und wie Sie Ihren wunderbaren Körper vor degenerativen Prozessen schützen können. Mit diesem Wissen sind Sie in der Lage, Ihren Körper zu erhalten – für ein langes und gesundes Leben.

Doch auch das ist ohne einen kritischen Geist nicht möglich. Wenn wir die Dinge nicht hinterfragen, können wir die wahren Ursachen von sogenannten „degenerativen Erkrankungen" nicht verstehen. Stattdessen fangen wir an, an den Symptomen herumzudoktern und versäumen es, die zugrunde liegende Krankheit zu behandeln. Nehmen Sie beispielsweise Aspirin, wenn Sie Kopfschmerzen oder Fieber haben? Sobald Sie jedoch dem Symptom auf den Grund gehen, wird Ihnen bewusst, dass Ihre Kopfschmerzen nicht durch einen Mangel an Aspirin entstanden sind, sondern auf einer Störung der biochemischen Vorgänge Ihres Körpers beruhen. Trotzdem nahm jeder fünfte US-Amerikaner im Jahr 2006 täglich Aspirin ein.[1] In Deutschland fiel im Vergleich dazu der Pro-Kopf-Verbrauch von rezeptfreien Schmerzmitteln im Jahr 2011 mit insgesamt 29 Einzeldosen deutlich geringer aus.[2] Ohne ein grundlegendes Verständnis unserer Körperfunktionen mag es uns ganz natürlich erscheinen, gegen dieses und jenes Zipperlein sofort zu Tabletten zu greifen. Gleichzeitig finden wir es vermutlich merkwürdig, Diabetes auf einen Mangel an körperlicher Bewegung zurückzuführen oder Hautausschläge auf einen Entgiftungsprozess. Das Thema „Gesundheit" auf natürliche Weise anzugehen, bedeutet letztendlich zu verstehen, dass jede degenerative Erkrankung nur geheilt werden kann, wenn wir deren Ursache beheben. Im Verlaufe dieses Buches werden wir uns mit den beiden Hauptursachen beschäftigen, die einen Großteil unserer Erkrankungen hervorrufen.

Ein kritischer Geist ist heutzutage wichtiger denn je zuvor. Vor zwei- oder dreihundert Jahren waren die meisten Nahrungsmittel noch natürlichen Ursprungs und konnten bedenkenlos verzehrt werden. Unsere Vorfahren mussten lediglich dafür sorgen, dass ihre Nahrungsmittel sauber und frisch waren. Natürlich gab es auch Zeiten, in denen die Menschen nicht genug zu essen hatten und hungern mussten. Zweifelsohne verursachte die Nahrung, die der Mensch zu sich nahm, nicht diese Flut von schier unlösbaren gesundheitlichen Problemen, mit denen wir heute konfrontiert werden. Begriffe wie „Pestizide", „Rinderhormone", „gentechnisch modifiziert", „bestrahlt", „mit künstlichen Farbstoffen", „gehärtet", „pasteurisiert" oder „aus biologisch dynamischem Anbau" sowie Tausende anderer, die sich auf unsere Nahrung beziehen, gab es damals einfach noch nicht.

Um sich heutzutage in dem Riesenangebot von unterschiedlichsten Lebensmitteln zurechtzufinden und die eigene Ernährung so gesund wie möglich zu gestalten, muss man regelrecht zum Experten in kritischem Denken werden. Wie sonst sollte man „aus biologisch-dynamischem Anbau" von „biologisch hergestellt", „Zucker" von „Süßungsmittel", oder „natürlich" von „naturidentisch" unterscheiden? Wie sollten wir die trickreichen Machenschaften durchschauen, mit denen man uns Nahrungsmittel als gesund verkaufen will, obwohl sie es gar nicht sind? Wir müssen uns ein für alle Mal klarmachen, dass die Lebensmittelindustrie nicht unser Bestes will! Seit der industriellen Revolution hat sie ein ständig wachsendes Arsenal kreativer Kunstgriffe entwickelt, um Konsumenten mit einem bezaubernden Lächeln Dinge anzudrehen, die ihnen im Grunde nur schaden. Und wie sieht das Resultat aus? Der Großteil aller Menschen in den Industrienationen hat heute mit gesundheitlichen Problemen zu kämpfen, die durch den Verzehr von industriell hergestellten Lebensmitteln verursacht werden.

Tatsächlich leiden die meisten Menschen heute unter ernsthaften gesundheitlichen Problemen. Mehr als ein Drittel aller Deutschen ist von einer oder mehreren chronischen Erkrankungen betroffen. Herz-Kreislauf- und Gefäß-Erkrankungen, Diabetes mellitus und chronische Lungenerkrankungen gehören dabei zu den Spitzenreitern. Bei fast jedem zweiten aller im Jahr 2005 verstorbenen Deutschen trat der Tod infolge einer Herz-Kreislauf-Erkrankung ein. *Diabetes mellitus* und Bluthochdruck zählen zudem zu den Hauptrisikofaktoren eines Schlaganfalls, der nach Angaben des Statistischen Bundesamtes im Jahr 2006 die fünfthäufigste Todesursache war.[3] Darüber hinaus leiden zwei Drittel aller deutschen Männer und nahezu die Hälfte der Frauen an Übergewicht. Ein Vergleich mit statistischen Erhebungen aus dem Jahr 1980 ergab, dass sich die Zahl der Übergewichtigen im Jahr 2013 weltweit mehr als verdoppelt hat.[4]

Doch alle Geschöpfe auf dieser Erde haben ein Anrecht auf einen gesunden Körper. Investieren wir etwa zu wenig in unsere Gesundheit? Das Gegenteil ist der Fall: Wenn man den Zahlen der Weltgesundheitsorganisation Glauben schenkt, dann geben die Amerikaner pro Jahr sage und schreibe 3 Billionen Dollar für ihre Gesundheit aus.[5] Im Vergleich dazu haben die Deutschen im Jahr 2013 dafür insgesamt 314 Milliarden Euro aufgewendet. Gegenüber dem Vorjahr betrug die Steigerung der Gesundheitsausgaben rund 4 Prozent oder 12,1 Milliarden Euro. Innerhalb eines Jahres stiegen in Deutschland die Gesundheitskosten pro Einwohner von 3770 auf 3910 Euro an.[6] Woran mangelt es uns also? Müssen wir mehr neue Medikamente entwickeln? Haben wir zu viel Stress? Oder sollten wir uns besser informieren? Wie können wir einem Weg aus dieser paradoxen Situation finden?

Ich bin keine Ärztin, daher kann ich Ihnen auch keinen medizinischen Rat geben. Meine Gedanken und Überlegungen zu diesem Thema würde ich aber dennoch gern mit Ihnen teilen: Ich beschäftige mich seit mehr als zwanzig Jahren mit dem Thema „Gesundheit" und habe festgestellt, dass es auf diesem Gebiet einen eklatanten Widerspruch gibt zwischen den Tatsachen, die uns Statistiken und die eigene Erfahrung vor Augen führen, und dem, was uns die Nahrungs- und Pharmaindustrie vorgaukelt. Meine Beobachtungen und Nachforschungen haben mich zu der festen Überzeugung gebracht, dass Sie Ihre Gesundheit deutlich verbessern können, wenn Sie sich an die Grundsätze der natürlichen Heilung halten. Dies ist jedoch nur möglich, wenn Sie anfangen, eigenständig und zudem kritisch zu denken. Andernfalls werden Sie immer von anderen Menschen abhängig sein, die für Sie Entscheidungen treffen, und so in gewisser Hinsicht für die Wahrheit blind. Sie unterwerfen sich der Autorität anderer und befolgen mitunter Vorgaben, die Sie eigentlich für sinnlos halten. Sie geben Ihre Entscheidungsfreiheit aus der Hand und überlassen sie der Nahrungsmittel- und Pharmaindustrie und damit all jenen, die großes Interesse daran haben, aus Ihrer Unwissenheit Kapital zu schlagen.

Meine Tochter Valya musste sich vor einiger Zeit einen Weisheitszahn ziehen lassen, und ich bot ihr an, sie zur Zahnklinik zu begleiten. Valya fragte mich, zu welcher Art von Betäubung ich ihr raten würde. Als ich zwanzig war, hatte man mir vier Weisheitszähne gezogen und ich hatte damals nur eine lokale Betäubung erhalten. Ich kann mich daran erinnern, dass die Behandlung völlig problemlos war und dass ich anschließend wieder zur Arbeit gegangen bin. Auch andere Mitglieder meiner Familie klagten mit der Lokalanästhesie nicht über Schmerzen. Also sagte ich Valya, dass ich ihr zu einer Lokalanästhesie raten würde, weil das Ganze recht schnell ginge und unkompliziert sei. Zudem war die Klinik ja auf Zahnextraktionen spezialisiert. Ich versicherte meiner Tochter, sie müsse sich wirklich keine Sorgen machen.

Als der Tag gekommen war, an dem ihr Weisheitszahn entfernt werden sollte, kam Valya entspannt und furchtlos in der Klinik an. Sie erzählte mir noch begeistert von dem Projekt, das sie gerade im Leistungskurs Kunst begonnen hatte. Danach füllten wir ein paar Formulare aus und erledigten wir die obligatorischen Formalitäten. Eine Krankenschwester führte uns schließlich ins Wartezimmer, das ganz in Weiß gehalten war und sehr kalt wirkte. Valya und die Krankenschwester unterhielten sich:

„Sie lassen sich doch sicherlich kurz schlafen legen, oder?"

„Nein", sagte Valya, „ich will nur eine Lokalanästhesie."

„Sie sind aber tapfer", meinte die Schwester und schaute etwas überrascht.

„Wieso?", fragte Valya.

„Weil das recht unbequem ist und ordentlich wehtun kann."

Auf dem Gesicht meiner Tochter machte sich Beunruhigung breit. Und die Krankenschwester fuhr fort: „Vermutlich haben Sie nach der Behandlung mehrere Tage lang Schmerzen. Auf jeden Fall brauchen Sie dann starke Schmerzmittel."

„Bitte hören Sie auf, Ihr eine Narkose einzureden. Sie hat sich schon entschieden", mischte ich mich ein.

„Ich wollte nur sicherstellen, dass Ihre Tochter weiß, was auf sie zukommt. Der Eingriff kann wirklich sehr schmerzhaft sein", erwiderte die Krankenschwester voller Überzeugung. „Es ist ja eine recht komplexe Prozedur. Glauben Sie mir! Das wollen Sie doch nicht bei vollem Bewusstsein erleben."

Dann ließ sie uns dreißig Minuten lang in dem wenig einladenden Raum warten. Und ich merkte, wie meine Tochter immer nervöser wurde. Ich umarmte sie und sagte: „Valya, glaub mir, du wirst gar nichts spüren. Ich habe mir auch schon Zähne ziehen lassen und es hat überhaupt nicht wehgetan."

Plötzlich ging die Tür auf und die Krankenschwester fuhr ein Mädchen im Rollstuhl auf den Gang hinaus. Das Mädchen schlief. Ihr Gesicht war bleich, auf Mund und Kinn waren Blutspuren zu sehen. Mit zitternder Stimme fragte meine Tochter die Schwester: „Sehe ich nach dem Zähneziehen auch so aus?"

„Nein", antwortete die Schwester. „Dieses Mädchen hier hatte eine Narkose."

Natürlich war es nicht schön für Valya, das Mädchen so matt zu sehen, bevor sie selbst in den Behandlungsraum musste. Doch in diesem Moment kam eine andere Schwester herein, um Valya abzuholen. Ich blickte in die vor Schreck weit geöffneten Augen meiner Tochter, aber ich hatte keine Zeit mehr, ihr Mut zu machen. Und so blieb ich im Wartezimmer sitzen und beobachtete die anderen jungen Menschen, die ebenso gekommen waren, um sich die Weisheitszähne ziehen zu lassen. Sie hatten sich durchweg wie empfohlen für eine Narkose entschieden.

Valya allerdings kam wohlauf aus dem Behandlungsraum – mit einem Lächeln auf den Lippen. Sie meinte, die Ärzte seien wirklich großartig, die ganze Sache sei in Nullkommanichts vorbei gewesen und sie hätte von der Prozedur überhaupt nichts gespürt. Wir fuhren direkt nach Hause und waren froh, dass alles vorbei war. Valya brauchte keine Schmerzmittel, nachdem die örtliche Betäubung nach-gelassen hatte, und auch an den folgenden Tagen hatte sie keinerlei Schmerzen. Nach etwa einer Woche war die Wunde verheilt und das Zahnfleisch war wieder in Ordnung. Das einzig Schmerzhafte war die Angst, die die Krankenschwester meiner Tochter eingejagt hatte, als sie sie unter Druck gesetzt hatte. Valya fand es sehr bedauerlich, das junge Menschen manipuliert werden, um sie zu einer kostspieli-geren, unbequemeren und in manchen Fällen sicherlich auch ge-fährlicheren Art der Anästhesie zu überreden.

Die jungen Leute in jener Zahnklinik konnten ja nicht wissen, welche Betäubung weniger unangenehm sein würde. Daher entschieden sie sich für das, was die „Profis" ihnen empfahlen. Ich erhalte jedoch immer wieder E-Mails wie die folgende: „Ich trinke seit sechs Monaten grüne Smoothies, jetzt habe ich jedoch im Internet gelesen, dass grüne Smoothies auch schädlich sein können. Wie denken Sie darüber? Bitte helfen Sie mir." Das macht mich oft ganz hilflos. Die Antwort auf solche Anfragen fällt mir jedes Mal schwer, denn ich weiß: Meine Auskunft mag noch so logisch und objektiv nachvollziehbar sein, dennoch ist es durchaus möglich, dass ein paar Tage später wieder irgendein Kommentar im Internet auftaucht, der scheinbar „belegt", wie schädlich grüne Smoothies sind.

Wenn es uns an der Fähigkeit des kritischen Prüfens fehlt, dann wird selbst die beste medizinische Versorgung nichts ausrichten können:

Vor Kurzem erst hat mich meine Freundin Caroline aus Los Angeles angerufen und mir unter Tränen erklärt, dass grüne Smoothies bei ihr einfach nicht wirken. Caroline erzählte mir, sie habe vor drei Monaten einen kleinen Knoten in der Brust entdeckt. Da es im südlichen Kalifornien, wo sie lebt, ein großes Angebot an unterschiedlichen medizinischen und naturheilkundlichen Behandlungsmöglichkeiten gibt, wusste sie einfach nicht, für welche sie sich entscheiden sollte.

Caroline ging zu einem Akupunkteur, zum Chiropraktiker, zu einem „Pflanzendoktor" und ließ sich von einem Heilpraktiker behandeln. „Zur Sicherheit" aber nahm sie weiterhin die Termine bei ihrem Arzt wahr, der ihr nach einer kurzen Strahlentherapie zahlreiche Medikamente verabreichte. Zusätzlich nahm sie noch sämtliche Kräuter und andere Medikamente ein, die ihr die Naturheilkundler verordnet hatten. Und damit nicht genug: Caroline fastete zudem eine Woche lang mit Säften und sechsunddreißig Stunden lang nur mit Wasser. Einer ihrer Ärzte machte sich Sorgen, dass sie dabei vielleicht nicht genügend Proteine zu sich nahm, und so aß Caroline, seinem Rat folgend, grasgefüttertes Rindfleisch und zusätzlich Huhn. Schließlich ging meine Freundin auch noch zu einer Hellseherin und ließ sich ein Reading geben, außerdem buchte sie eine Sitzung bei einem berühmten Astrologen. Nach drei Monaten „Intensiv-Behandlung" war der Knoten jedoch nicht kleiner geworden, sondern sogar noch größer. Caroline mühte sich rechtschaffen und gab ein kleines Vermögen für ihre all ihre Behandlungen aus. Die Resultate waren schlichtweg negativ. Sie war am Boden zerstört und glaubte schon nicht mehr an eine mögliche Heilung.

Ihre Geschichte beweist, dass selbst die besten Therapien nicht viel ausrichten können, wenn wir sie nicht bewusst angehen: Diese junge Frau hat sich leider nicht um ein eingehendes Verständnis jeder einzelnen Behandlungsform bemüht und letztlich nur getan, was andere ihr gesagt haben. Da sie nicht wusste, für welche Behandlungsmethode sie sich entscheiden sollte, und Angst hatte, möglicherweise genau die eine auszuschlagen, die ihr vielleicht helfen würde, hat sie sich wahllos allen möglichen Behandlungen unterzogen.

Diese beiden Beispiele zeigen recht anschaulich, wohin es führen kann, wenn wir nicht eigenständig denken, sondern nur den Rat anderer befolgen. Statistiken belegen, dass vielen Menschen diese Fähigkeit fehlt. Bei einer kürzlich erfolgten Umfrage in 400 amerikanischen Unternehmen gaben die Arbeitgeber an, dass etwa 70 Prozent aller Highschool-Absolventen nicht dazu in der Lage seien, kritisch zu denken.[7] Da nur etwa 75 Prozent aller Schüler in den USA auf die Highschool gehen, können wir davon ausgehen, dass die Fähigkeit, kritisch zu denken, bei einem noch weit größeren Personenkreis unterentwickelt ist – möglicherweise bei über 80 Prozent der US-Amerikaner.[8] Daher stimme ich dem amerikanischen Schriftsteller Bryant McGill zu, der davon überzeugt ist, dass „die meisten Menschen gar nicht wissen, wie sie eigenständig denken können, was wiederum zur Folge hat, dass sie sich dessen nicht bewusst sind."[9] Und an dieser Stelle entsteht ein wahrer Teufelskreis. Wenn ich nicht gelernt habe, eigenständig zu denken, mir dies aber nicht bewusst ist, dann fällt es mir schwer zu entscheiden, wessen Rat ich letztendlich folgen soll. Meistens entscheidet man sich dann für eine der beiden folgenden Optionen: Entweder befolgt man den Rat einer Autorität oder man tut einfach, was alle tun.

Und falls Sie jetzt einwenden, was denn daran so schlimm sei, sich der Mehrheit anzuschließen: Der amerikanische Gestaltpsychologe Solomon Asch hat sein Leben u. a. der Erforschung des Gruppendrucks gewidmet. Mit seinem berühmten „Konformitätsexperiment" konnte er zeigen, dass Menschen offenkundig falsche Informationen als richtig bewerteten, nur weil sie von der Gruppe nicht verlacht werden oder als Außenseiter dastehen wollten.[10]

Dieses Experiment wurde von Aschs Kollegen weiter ausgebaut. Dabei kristallisierte sich immer deutlicher heraus, dass unser eigenes Urteilsvermögen leidet, wenn wir der breiten Masse nachlaufen. Aus eigener Erfahrung möchte ich dem noch hinzufügen: Blind der Masse zu folgen macht einsam und lässt Gefühle der inneren Leere in uns aufkommen. Doch wenn wir danach streben, unseren eigenen Traum zu verwirklichen, wird unser Leben glücklich und erfüllt sein. Dies funktioniert jedoch nur, wenn wir lernen, gegen den Strom zu schwimmen. Das ist der Preis wahren Glücks – und ein weiterer Grund, warum die Fähigkeit des kritischen Denkens für uns so wichtig ist.

„Nun", werden Sie jetzt vielleicht denken, „dann orientiere ich mich eben an dem, was die Fachleute sagen, die müssen es ja schließlich wissen." In diesem Buch beschäftigten wir uns in erster Linie mit dem Thema „Gesundheit". Lassen Sie uns also einen Blick darauf werfen, wen Sie auf diesem Gebiet als Autorität ansehen. Beantworten Sie dazu bitte die folgenden Fragen:

Wer war vom ersten Atemzug an bei Ihnen und hat Sie nie verlassen?

Wer wird immer bei Ihnen bleiben, bis zu Ihrem letzten Atemzug?

Wer kennt alle Ihre Gedanken, Ihre Familiengeschichte und all die Hindernisse, die Sie im Laufe Ihres Lebens überwunden haben?

Wer weiß, was Sie essen, wie Sie schlafen und welche Gewohnheiten, ob gut oder schlecht, Sie haben?

Wer kennt Ihre Gesundheit bis ins kleinste Detail und alle Eigenheiten Ihres Körpers? Und wer hilft Ihnen, wieder gesund zu werden, wenn Sie krank sind?

Die Antwort ist ganz einfach immer die gleiche: Sie selbst und sonst niemand! Die besten Entscheidungen für Ihre Gesundheit können Sie allein treffen. Doch ich möchte Sie damit nicht dazu auffordern, nie wieder zum Arzt zu gehen oder eine medizinische Behandlung abzulehnen. Ich bitte Sie nur darum, Ihren eigenen Entscheidungen zu vertrauen und sich in zwei Themenbereiche einzuarbeiten, die für jedermanns Gesundheit wesentlich sind: Ernährung und Entgiftung. Dann sind Sie als kompetenter Berater am besten in der Lage, den geeigneten Arzt und die wirksamste Behandlungsmethode auszuwählen.

Wenn Sie Ihrem eigenen Urteil vertrauen, können Sie viel über Ihre Gesundheit lernen. Fasten Sie beispielsweise eine Woche lang und fragen Sie sich anschließend, wie Sie sich fühlen. Damit geht es Ihnen vermutlich besser, als wenn Sie die Anweisungen einer fremden Person befolgen, ohne zu wissen warum. Ihre eigenen sorgfältigen Beobachtungen versetzen Sie in die Lage, die Ergebnisse und Folgen Ihres Tun bzw. Lassens klar einzuschätzen.

Kritisches Denken ist eine Fähigkeit, die wir üben müssen, möglichst schon von Kindesbeinen an. Erwachsene können diese Fähigkeit fördern, indem sie beobachten lernen, ihren eigenen Beobachtungen trauen und beginnen, selbst Recherchen anzustellen. Ich bin der festen Überzeugung, dass Sie sich in den meisten Fällen auf Ihre eigenen Beobachtungen eher verlassen können als auf die Empfehlungen von Fachleuten oder sogenannter Autoritätspersonen. Menschen, die uns zu kritischem Denken auffordern, bieten meistens auch Bücher, Online-Kurse oder Seminare zu diesem Thema an. Eine 7-Tage-Entgiftungskur mit grünen Smoothies, die Sie gemeinsam mit Freunden und Bekannten durchführen, ist ebenso eine wunderbare Gelegenheit, kritisches Denken einzuüben und zu fördern. Ich werde versuchen, Ihre Lust am kritischen Denken wachzurufen, und möchte Sie dazu inspirieren, selbst zu beobachten, was Ihnen guttut, was Sie glücklich und gesund macht und gut für Sie funktioniert. Passen Sie meine Detox-Anleitung an Ihre eigenen Bedürfnisse an, um den größtmöglichen Nutzen daraus zu ziehen.

Kapitel 2

Ihr Körper kann sich selbst heilen

Ich lebe! Das darf ich nicht vergessen,
nicht heute, nicht morgen und auch nicht übermorgen.
Ray Bradbury

Ich kann mich noch genau an den Moment erinnern, in dem ich zum ersten Mal begriffen habe, dass mein Körper sich selbst heilen kann. Ich hatte diesen Satz vorher schon oft gehört, aber irgendwie war mir seine Bedeutung nicht ganz klar. Ich dachte lange Zeit, es sei einfach ungerecht, dass manche Menschen krank werden und andere nicht, vor allem, wenn Kinder davon betroffen waren. Mein ältester Sohn war damals fünf Jahre alt und sehr oft krank. An dem Tag, an dem man ihm die Mandeln herausgenommen hatte, saß ich hilflos an seinem Krankenhausbett. Mein kleiner blasser Junge sah mich an, mit einem ungewöhnlich erwachsenen Blick in den Augen. Es tat mir so weh, ihn leiden zu sehen, dass ich kaum noch Luft bekam. Auf dem Heimweg vom Krankenhaus traf ich zufällig eine Freundin. Sie drückte mir ein Buch in die Hand, das sie mir – nur für einen Tag – leihen wollte: „Das musst du einfach lesen!", sagte sie. Und ich las Paul Braggs Buch *Wunder des Fastens*[11] noch am selben Tag. Das Buch machte mir Mut und gab mir neue Hoffnung, obwohl mein

Sohn noch im Krankenhaus lag. Doch was die Erkrankung meines Jungen anging, so hatte ich Paul Braggs Buch genau einen Tag zu spät in die Hände bekommen. Vielleicht hatte ich erst durch all den Schmerz hindurchgehen müssen, um mich für diese einfache Wahrheit zu öffnen: Der menschliche Körper kann sich selbst heilen!

In meiner Verzweiflung begann ich an, das Buch ins Russische zu übersetzen. Ich schrieb jede Seite mit Kugelschreiber auf fünf Blatt extra dünnes Papier, zwischen die ich jeweils Kohlepapier legte. Ich saß einen ganzen Tag und eine Nacht daran. Anschließend fühlte ich mich besser. Nachdem ich den blauen Kugelschreiber leer geschrieben hatte, nahm ich einen grünen und dann einen roten. Als der Morgen anbrach, war ich fertig. Ich hätte mir gewünscht, davon Tausende von Kopien herstellen zu können, doch zu jener Zeit gab es bei uns noch keine Fotokopiergeräte. Ich hatte nur fünf übersetzte Exemplare zur Verfügung und wollte sie schon am nächsten Tag in meiner Heimatstadt Moskau verteilen. Also versorgte ich zunächst ein paar meiner engsten Freunde mit Kopien, von denen ich glaubte, dass sie Braggs weisen Rat am dringendsten brauchten. Wenn ich schon nicht in der Lage gewesen war, meinen Sohn vor einer unnötigen Operation zu bewahren, so dachte ich, dann sollten wenigstens meine Freunde dies nicht mit ihren Lieben tun müssen. Das war das letzte Mal, dass mein Sohn als Kind ernsthaft erkrankte. Wir wurden Vegetarier, kauften einen Entsafter und hatten viele Jahre lang keinerlei gesundheitliche Probleme.

Heute kann ich es kaum glauben, doch nachdem unsere Gesundheit sich über etliche Jahre hinweg ständig verbessert hatte und nachdem wir den politischen Wandel in Russland gut überstanden hatten, kam mir die Essenz meiner ersten Entdeckung dieses natürlichen Heilvorgangs irgendwie abhanden. Fünfzehn Jahre später erkrankten 1994 vier Mitglieder meiner Familie schwer. Ich musste mich erneut auf die

Suche nach Lösungen machen. Und ich entdeckte die gleiche Botschaft wieder – in anderen Büchern und aus einem anderen Blickwinkel. Seither habe ich mein Leben der Erforschung und Verbreitung natürlicher Heilmethoden sowie ihres grundliegenden Prinzips gewidmet: Der menschliche Körper ist fähig, sich selbst zu heilen, weil er ein *lebendiges Wesen* ist. Wenn eine Brücke, ein Turm oder irgendein anderes Bauwerk einstürzt, dann kann es sich nicht selbst reparieren. Wenn Ihr Auto oder Ihr Haus nur den kleinsten Kratzer abbekommt, verschwindet dieser nicht von allein. Doch bei Ihrem Körper ist das anders. Er kann sich selbst reparieren, wann immer dies nötig ist.

Sehen wir uns doch einmal an, was passiert, wenn wir uns in den Finger schneiden:

- Ein durchdringender Schmerz sorgt dafür, dass wir zunächst alles stehen und liegen lassen und uns der Verletzung zuwenden.
- Das Blut fängt an zu fließen, wodurch alle Schmutzpartikel und Bakterien aus der Wunde gewaschen werden.
- Innerhalb von wenigen Sekunden bilden die Blutplättchen an dem frischen Schnitt eine Barriere, die einige Tage lang die Wunde verschließt. Sie schützt die Wunde vor Schmutz und hält die Wundränder zusammen.
- Sobald die Blutplättchen verklumpt sind, weiten sich die Blutgefäße. Auf diese Weise fließt ein Maximum an Blut zu der Wunde und sorgt für eine entzündliche Reaktion. Die rötliche Farbe der Haut rund um die Wunde sowie die leichte Schwellung sind Anzeichen dafür, dass weiße Blutkörperchen die Wunde von Bakterien und anderen Fremdkörpern reinigen, die unter Umständen durch den Schnitt mit dem Messer in den Körper gelangt sind.
- In den nächsten Tagen gehen die Reparaturarbeiten weiter. Unter dem Schnitt bilden sich Schichten von Kollagen. Neue Blutgefäße

werden gebildet, die das entstandene Gewebe mit Nährstoffen versorgen.

- Die Wundränder ziehen sich schließlich zusammen und die Wunde schließt sich allmählich.
- Die Hautzellen an der Oberfläche wandern von einer Schnittkante zur anderen und neue Haut bildet sich über der Wunde.

In den meisten Fällen heilt der Schnitt innerhalb von ein bis zwei Wochen so glatt ab, dass Sie auf den ersten Blick nicht erkennen können, wo die Verletzung war. Der Körper erledigt seine Aufgabe sehr gewissenhaft. Auf dieselbe Weise heilt er auch Knochenbrüche.

Der menschliche Körper verfügt selbst über alle Möglichkeiten, die er zur Heilung von Knochenbrüchen braucht. Ärzte unterstützen den Körper lediglich dabei, indem sie die besten Bedingungen für die Heilung schaffen. Anschließend kann sich der Arzt zurückziehen und dem Körper die Zeit geben, die er braucht, um die Verletzung dank seiner Selbstheilungskräfte zu reparieren. Manchmal macht er dies so gut, dass man den Bruch mit bloßem Auge nicht mehr erkennen kann. Einfache Knochenbrüche brauchen sechs bis acht Wochen, bis sie geheilt sind. Die vier wichtigsten Schritte der Heilung werden dabei vom Körper auf wunderbare Weise aufeinander abgestimmt:

- Die Blutgefäße in dem gebrochenen Knochen bilden um den Bruch herum eine blutgefüllte Schwellung, die als „Hämatom" bezeichnet wird.
- Dort entstehen kollagenreiche Knorpelfasern, die quasi als Schiene für den gebrochenen Knochen agieren.
- Anschließend werden die Knorpelfasern von neuer Knochensubstanz durchzogen. Es bildet sich zunächst eine schwammartige Verdickung, die sich zu einem sogenannten Kallus entwickelt.

- Er verbindet die Bruchenden miteinander und es entsteht zunächst ein unregelmäßig aufgebauter Ersatzknochen, der auch als „Geflechtknochen" bezeichnet wird. Dieser wird durch Belastung immer härter, bis die beiden Bruchenden durch neue, stabile Knochensubstanz wieder vollständig miteinander verbunden sind.[12]

Ihr Körper weiß von Natur aus, wie er diese Vorgänge steuern und ausführen muss. Die Aufrechterhaltung seines natürlichen Gleichgewichts, an der alle Teile des Körpers zusammenarbeiten, nennt man „Homöostase". Wie jeder lebendige Organismus ist auch der menschliche Körper darauf ausgerichtet, Störungen oder Verletzungen auf Zellebene selbst zu reparieren. Ihr Körper ist in der Lage, sich auf natürliche Weise selbst zu heilen. Darauf können Sie sich hundertprozentig verlassen!

Wenn Sie allerdings unter Nähr- und Vitalstoffmangel leiden, kann es für den Körper schwierig werden, dieser Aufgabe nachzukommen. Um erkrankte Knochen zu heilen, braucht er Magnesium, Kalzium, Phosphor, die Vitamine C, D und K sowie einige weitere Mikronährstoffe. Fehlen diese, dann können Ihnen die besten Ärzte der Welt nicht helfen, ohne Sie zunächst mit den nötigen Nährstoffen zu versorgen. Ein weiteres Problem sind Umweltgifte, die sich immer mehr im menschlichen Körper ansammeln, die gesunde Funktion unserer Organe behindern und die Heilung schwierig oder sogar unmöglich machen.

Daher bin ich der Ansicht, dass alle Krankheiten auf dieser Welt letztlich zwei Ursachen haben: *Schadstoffe* und *Mangelversorgung*. Wenn Sie heute ein medizinisches Lexikon aufschlagen, finden Sie darin Tausende von Krankheiten beschrieben. Der Großteil davon wird ursächlich durch Mangelernährung und Überfrachtung mit toxischen Stoffen hervorgerufen. Wird Ihr Körper von Schadstoffen überflutet, fehlt es ihm an den nötigen Nährstoffen, ohne die er seine natürlich Homöostase nicht aufrechterhalten kann.

Kapitel 3

Leben in einer vergifteten Welt

In kleinen Schritten gewöhnt sich der Mensch an Gift.
Victor Hugo

Wenn ich in meinen Vorträgen erkläre, dass wir tagtäglich giftige Stoffe zu uns nehmen, sehen mich die meisten Menschen ganz ungläubig an. Nur den allerwenigsten ist bewusst, dass und wie schnell wir Schadstoffe aus der Umwelt aufnehmen. Denken Sie doch nur einmal an das Salz, das wir täglich für unsere Speisen verwenden. Wenn Sie eine Prise Salz in Ihre Suppe geben, halten Sie das vermutlich für eine recht unbedeutende Menge, vor allem, weil es sich ja auflöst und dann nicht mehr sichtbar ist. Aber überlegen Sie doch einmal kurz, wie viele Päckchen Salz Sie pro Jahr kaufen. Da kommen sicherlich ein paar Pfund zusammen, oder? Und wenn Sie regelmäßig Zucker verwenden, summiert sich die Menge jährlich schnell auf eine beträchtliche Menge. In den Jahren 2012 und 2013 betrug der durchschnittliche Pro-Kopf-Verbrauch an Zucker in Deutschland beispielsweise ganze 32,1 Kilo. Und im Zeitraum von 2005 bis 2006 war er mit 35,9 Kilo sogar noch höher.[13] Möglicherweise kaufen Sie nicht so viel Zucker, aber vergessen Sie nicht: Zahllose Lebensmittel enthalten versteckten Zucker. Bei Kuchen, Keksen, Schokolade und Bonbons finden wir das noch normal, doch auch Ketchup, Cracker, Brot, Suppen, Müslimischungen, Erdnussbutter, Wurstwaren, Salatdressings etc. enthalten Zucker.

Salz und Zucker sind nur zwei Beispiele für die 1521 Nahrungsmittelzusätze, die von der Kommission für den sogenannten *Codex Alimentarius* zugelassen wurden.[14] Stellen Sie sich also nur einen Augenblick lang vor, wie viele Chemikalien Ihr wehrloser Körper Tag für Tag verarbeiten muss.

Mir war selbst nicht klar, wie viel ungesundes Zeug mein Körper täglich abbekommt, bis ich mir einen Wasserdestillierer gekauft und etwa vier Liter Leitungswasser damit gereinigt habe. Was ich in den Destillierer schüttete, sah wunderbar aus: klares Wasser, das von den Stadtwerken als rein bezeichnet wurde. Wasser, das der Großteil meiner Freunde ohne Bedenken trinkt. Ein qualitativ hochwertiger Wasserdestillierer reinigt das Wasser von Schadstoffen wie in der Natur durch Verdunstung und Kondensation. Ich dachte, dass ich nach dem Destillieren vielleicht ein paar weiße Kristalle im Filter finden würde. Als ich nachsah, was der Filter herausgeholt hatte, hätte ich ihn vor Schreck fast fallen lassen. Eine widerwärtige Masse hatte sich darin angesammelt: ungefähr zwei Esslöffel dunkelbraune Brühe, etwa ein Teelöffel grauer Schleim und zahllose weiße Kristalle, die sich an den Seiten abgelagert hatten. Und es roch so intensiv nach Chemikalien, dass ich sie mit den Fingern nicht anfassen wollte. Ich zog schließlich Handschuhe an, um den Behälter auszuwaschen.

Nach diesem Erlebnis schaffte ich es nicht mehr, mit diesem Wasser zu duschen. Ich ließ mir ein Filtersystem für das ganze Haus einbauen, nachdem ich mich eingehend darüber informiert hatte.

Mittlerweile habe ich viele verschiedene Sorten Wasser probiert und destilliert. Dabei ist mir klar geworden, wie verschmutzt unser Wasser heute ist. Wir haben uns bereits mit Salz, Zucker und Wasser beschäftigt, und festgestellt, dass sie toxische Stoffe enthalten. Daneben gibt es noch zahllose andere Stoffe, die unseren Körper belasten. Ich möchte hier keine Panik verbreiten, doch ich finde, jeder Mensch sollte wissen, dass unsere moderne Welt regelrecht vergiftet ist.[15]

Was aber können wir tun, um unseren Körper vor den Schäden durch diese Gifte zu bewahren? Beobachten Sie nur einmal, wie schnell sich der Abfalleimer in Ihrer Wohnung regelmäßig füllt. Manchmal dauert es eine Woche, aber an manchen Tagen ist er schon nach ein paar Stunden voll. Indem Sie auf die Qualität Ihrer Nahrungsmittel und des Wassers achten, das Sie zu sich nehmen, können Sie Ihrem Körper einiges an Arbeit abnehmen und so schlagartig Ihre Gesundheit verbessern.

Solange mir nicht bewusst war, wie schädlich Lebensmittelzusatzstoffe sein können, hatte ich mir nie die Mühe gemacht, das Kleingedruckte auf der Verpackung zu lesen. Irgendwann aber wurde mir klar, was all diese Zusätze für unsere Gesundheit bedeuten. Und so fing ich an, die Zutatenlisten genauestens zu prüfen, denn ich wollte wissen, was ich da eigentlich zu mir nahm. Ich hatte beim Einkaufen immer ein Vergrößerungsglas dabei. Ohne dieses Hilfsmittel konnte ich diese wichtigen Informationen erst gar nicht lesen. Bald aber hatte ich mein Wissen auf den neuesten Stand gebracht und wusste auf einen Blick, worum es sich bei den einzelnen Stoffen handelte. Doch mit den Einzelheiten dieser Zutatenlisten möchte ich Sie hier gar nicht belasten. Schauen wir uns stattdessen einmal ein einfaches Beispiel an: Brot. Die meisten Menschen kaufen regelmäßig Brot. Ich persönliche teile Brote in zwei Kategorien ein: echte Brote und Mogelbrote. Wenn Sie jemals zu Hause Brot gebacken haben, wissen Sie, dass das Grundrezept nur aus drei oder vier Zutaten besteht: Mehl, Wasser und Salz bzw. Mehl, Wasser, Backtriebmittel und Salz. Diese Brote sind meist recht schwer. Sie duften wunderbar und sind ausgesprochen nahrhaft. Diese Art von Brot verzehren Menschen seit Jahrhunderten, ohne gesundheitliche Schäden davonzutragen. Doch leider gibt es bei handelsüblichem Brot aus dem Supermarkt ein kleines Problem: Im Regal bleibt solch ein Brot höchstens zwei bis drei Tage frisch.

Die nun folgende Auflistung von Inhaltsstoffen habe ich der Zutatenliste eines Brotes entnommen, das ich von einer Freundin bekommen habe. Sie arbeitet in einer Großbäckerei und hat mich gebeten, deren Namen nicht zu nennen. Dieses Brot wird in den meisten amerikanischen Supermärkten angeboten. Es enthält:

Vollweizenmehl, Wasser, Maissirup, Weizengluten, Hefe, Sojaöl, Salz, Kalziumsulfat, Extrakte von Gersten- und Maismalz, Honig, Maissirup, Sojamehl, Teigverbesserer (Natrium-Stearoyl-Lactylat, Calciumdioxid, ethoxylierte Mono- und Diglyzeride, Di-Calcium-Phosphat, Mono- und Diglyzeride, Emulgator: Datem und/oder Azodicarboxamid), Hefenährsalzmischung (Ammoniumphosphat, Ammoniumchlorid, Ammoniumsulfat und/oder Monocalciumphosphat), Zusatzstoffe (Vitamin-E-Acetat, Eisensulfat, Zinkoxid, Calciumsulfat, Niacin, Vitamin D, Pyridoxinhydrochlorid, Folsäure, Thiamin-Mononitrat und Vitamin B$_{12}$), Weizenstärke, Maisstärke, Maltodextrin, Essig, Calciumpropionat (zur Frischhaltung), Molke, Sojalecithin.

Diese Liste unterscheidet sich sehr von der oben angeführten Grundzutatenliste.[16] Der Großteil dieser Zutaten dient dazu, das Brot im Regal länger haltbar zu machen (bis zu acht Tage) und den Brotlaib größer und leichter werden zu lassen. Mit mehr Backtriebmitteln erhält das Brot einfach mehr Volumen. All das verhilft dem Bäcker vielleicht zu mehr Profit, doch der ernährungsphysiologische Wert dieses Brotes nimmt dadurch ab. Zwei Scheiben von diesem Brot setzen Ihr Verdauungs- und Lymphsystem ein paar Stunden lang unter Druck. Ihr Körper wird sein Bestes tun, um die ungesunden Zusatzstoffe von den wenigen Gramm verwertbarer Makro- und Mikronährstoffe zu trennen und die giftigen Anteile über Leber, Nieren, Darm, Haut, Lungen etc. unschädlich zu machen. Doch die in diesen zwei Scheiben Brot enthaltenen Schadstoffe aus dem Körper auszuleiten dauert seine Zeit. Nehmen Sie erneut Nahrung zu sich, bevor sie ausgeleitet werden konnten, dann verbleiben diese Schadstoffe noch länger im Körper. Und das kommt durchaus öfter vor, da Sie ja meist mehrere Mahlzeiten am Tag zu sich nehmen. Damit sammeln sich jedoch unweigerlich Schadstoffe im Körper an.

Unter Toxizität versteht man die Fähigkeit natürlicher oder künstlicher Stoffe, in einer bestimmten Dosis die normalen Vitalfunktionen des Körpers außer Kraft zu setzen.[17] Der Begriff leitet sich von dem griechischen Wort *toxikon* (Gift) ab. Wenn wir also nicht wollen, dass unsere Vitalfunktionen empfindlich gestört werden, sollten wir Nahrungsmittel zu uns nehmen, die nach Möglichkeit frei von schädlichen Inhaltsstoffen sind. Aus eben diesem Grund schaue ich mir vor jedem Kauf die Zutatenliste auf der Verpackung an. Dadurch schrumpfte jedoch die Anzahl der Lebensmittel, die ich einkaufen konnte, auf ein gutes Dutzend zusammen. Und heute kaufe ich für meine Familie fast nur noch frische und naturbelassene Nahrungsmittel ein. Wenn Freunde mich bitten, ihnen doch irgendein leckeres Dessert mitzubringen, gehe ich zum Naturkostladen. Dort kaufe ich dann Nussriegel, Fruchtmus oder andere Dinge, die keine Zusatzstoffe wie etwa Farb- oder Konservierungsstoffe enthalten. Mit dieser Methode komme ich seit Jahren gut klar. Alle Lebensmittel mit langer Zutatenliste lasse ich einfach im Regal stehen.

Ich habe einen widerstandsfähigen Körper, bin viel gereist und habe in meinem Leben schon viele beeindruckende Dinge gesehen, wie etwa Krokodile in Afrika oder riesige Pferdebremsen in Sibirien. Doch immer wenn ich ein Kind sehe, das genüsslich irgendwelches Zuckerzeug mit etwa fünfzig verschiedenen gesundheitsschädlichen Inhaltsstoffen schleckt, blutet mir das Herz. Erst kürzlich hatte ich drei Freundinnen zu Besuch, die alle schrecklich krank sind. Sie sind liebe Menschen und wir haben uns stundenlang gut unterhalten. Danach nahmen wir das Mittagessen bei mir zu Hause ein. Nach dem Essen holten sie aus dem Auto eine große Plastiktüte voller „Leckereien", Waffeln und Kekse der schlimmsten Sorte. Ich saß etwas erstaunt daneben und fragte mich, wie sie nach unseren Gesprächen über gesunde Ernährung so viel Gift in sich hineinstopfen konnten. Bedauerlicherweise kommt es immer wieder vor, dass sich Menschen zwar über gesunde Ernährung informieren, dann aber ihre neu gewonnenen Erkenntnisse gar nicht umsetzen. Reden ist eben doch Silber und Handeln Gold! Obwohl es völlig legal ist, industriell verarbeitete Lebensmittel aus dem Supermarkt zu kaufen, die zum Teil eine Vielzahl von hochgradig toxischen Stoffen enthalten, so belasten diese dennoch unseren Körper und sind daher sehr schädlich für unsere Gesundheit.

Jede Art von Verschmutzung kann man in eine der beiden folgenden Kategorien einteilen: „natürlich" oder „anthropogen", also „von Menschen hergestellt", wozu auch die Errungenschaften unserer modernen Technik zählen. „Jahr für Jahr produziert die Industrie mehr als 500 Millionen Tonnen Chemikalien. Die dabei entstehenden Abfallprodukte bringen häufig eine giftige Mikroflora hervor, die diese Stoffe noch gefährlicher macht und das Verunreinigungspotenzial erhöht."[18] Farb- und Konservierungsstoffe, Emulgatoren, Rieselhilfen, Süßungs- sowie Säuerungsmittel, Transfette, Pestizide und andere Chemikalien werden von unserem Körper aufgenommen, und das nicht nur aus der Nahrung, sondern auch aus der Umwelt.

Wenn Sie Ihr Geschirr spülen, bleibt stets etwas vom Spülmittel daran hängen. Und das wiederholt sich bei jedem Spülvorgang. Wenn Sie mit diesem Geschirr kochen, gelangen die Spülmittelreste in Ihre Mahlzeiten, obwohl doch auf jeder Flasche eines konventionellen Geschirrspülmittels steht, dass es „nicht für den Verzehr geeignet" ist. Die meisten handelsüblichen Maschinengeschirrspülmittel enthalten Diethanolamin, das für die Leber giftig ist, Chlorophenylphenol, ein Stoffwechselgift, oder andere gefährliche Stoffe. Die einzigen Reinigungsmittel, die Sie bei mir zu Hause finden, sind Natriumbikarbonat oder Natron (Backtriebmittel), Wasserstoffperoxid-Lösung (Bleich- und Desinfektionsmittel) oder biologisch abbaubare Seife zum Geschirrwaschen.

Ich reise viel und halte mich daher häufig in Aparthotels auf, bei denen die Zimmer immer eine kleine Küche haben. Einmal kam ich in das Zimmer, als das Zimmermädchen dort gerade sauber machte. Schockiert sah ich zu, wie sie die Teller reinigte: Sie wusch sie in einer Lauge aus Geschirrspülmittel mit einem Schwamm ab und stellte sie dann zum Trocknen auf ein Gitter, ohne sie vorher abzuspülen. Sie erklärte mir, dass das im Hotel so üblich sei, denn so würden die Teller und Gläser schön glänzen. Seitdem spüle ich immer zuerst alle Teller und Gläser mit klarem Wasser ab, wenn ich ein Hotelzimmer beziehe.

Bei unseren Workshops helfen die Teilnehmer immer in der Küche mit. Und ich natürlich auch. Also stand ich eines Tages in der Küche und sah zu, wie einer der Helfer das Geschirr genauso wusch wie damals das Zimmermädchen im Hotel. Ich bestand darauf, dass er das Geschirr mit klarem Wasser abspülte. Er aber meinte, das Geschirrspülmittel würde ja sowieso ablaufen und die Gläser würden so sehr viel sauberer aussehen. Diesem Mythos möchte ich hier ein für alle Mal den Garaus machen: Die Chemikalien, die das Glas so schön „klar" aussehen lassen, sind sehr viel gefährlicher als das, was wir am

Glas dann als „Dreck" wahrnehmen. Nahrungsreste, vor allem, wenn sie aus biologisch-organischem Anbau stammen, sind weder giftig noch tödlich, auch wenn sie nicht besonders appetitlich aussehen. In vielen Kulturen wurde weltweit mit Erde oder Ton geputzt und gewaschen.[19] Wenn Sie Ihre Entgiftungskur planen, sollten Sie biologisch abbaubare Produkte für die Reinigung von Geschirr und Körper besorgen. So wird Ihr Entgiftungsprozess nicht durch giftige Reinigungsmittel behindert.

Ein weiteres Beispiel für die schädlichen Auswirkungen einer vermeintlich „gesunden" Praxis ist das Desinfizieren der Hände, das in letzter Zeit besonders in Mode gekommen ist. Viele Menschen tun es mittlerweile. Ich habe mir noch nie die Hände desinfiziert, und was ich auf der Webseite des Nachrichtenkanals CNN gefunden habe, hat mich nicht überrascht:

Das Hauptproblem bei den Handdesinfektionsmitteln ist das Triclosan, der antibakterielle Hauptbestandteil nicht-alkoholischer Desinfektionsmittel. „Es gibt keine eindeutigen Belege dafür, dass Produkte mit Triclosan überhaupt positive Auswirkungen haben", sagt Allison Aiello, Associate Professor für Epidemiologie an der University of Michigan. In Europa und den USA würden sie z. B. in Krankenhäusern kaum noch benutzt, meint sie weiter, da sie Infektionen oder Erkrankungen nicht wirkungsvoll verhindern können. … „Forschungsarbeiten haben hingegen gezeigt, dass Triclosan die Tätigkeit des endokrinen Drüsensystems stört und den Körper zur Testosteronbildung anregt. In Tierversuchen hat der Stoff die Muskelkraft reduziert. Außerdem schadet er möglicherweise dem Immunsystem."[20]

Schritt für Schritt haben zahllose gesundheitsschädliche Chemikalien Einzug in nahezu jeden Bereich unseres Lebens gehalten. Wenn ich zu jedem einzelnen toxischen Stoff, der sich in den meisten Haushalten findet, nur einen Absatz schriebe, würde dieses Buch mehrere Bände umfassen. Daher möchte ich Sie dazu anregen, auf mögliche Schadstoffe in Ihrem Haushalt und in Ihrer unmittelbaren Umgebung zu achten, wie z. B. auf Konservierungsstoffe in der Nahrung, in Nahrungsergänzungsmitteln, Kosmetika, Rasierschaum, Shampoos oder Deodorants sowie auf Rückstände von Waschmitteln in Kleidung und Bettwäsche, auf Süßstoff im Kaugummi, auf Abgase in den Straßen und Garagen und auf vieles andere mehr. Wir leben in einer vergifteten Welt, doch wenn wir achtsam bleiben und unserer Umwelt mit kritischem Blick begegnen, können wir den meisten Schadstoffen aus dem Weg gehen und toxische Substanzen weitgehend vermeiden.

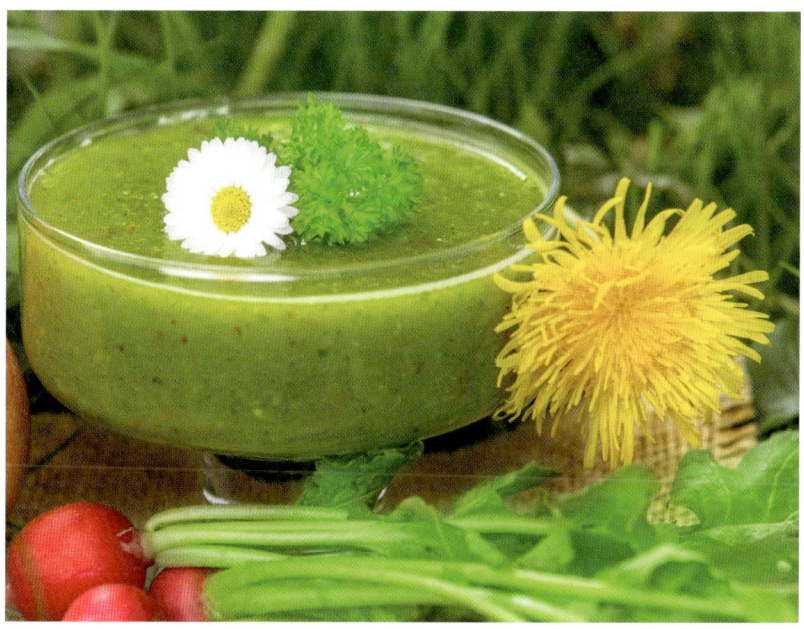

Kapitel 4

Grünes Blattgemüse
ist die beste Vitalstoffquelle

Die einfachen Dinge sind die ungewöhnlichsten,
die nur die Gelehrten verstehen können.
Paulo Coelho, Der Alchemist

Grüne Blätter gehören zu den großen Mysterien der Natur, die der Mensch gerade erst begonnen hat zu entschlüsseln. Jedes Frühjahr sprießen Abermillionen grüner Blätter aus dem Boden und bedecken Bäume, Büsche und das Erdreich. Als kleines Mädchen habe ich mich immer gefragt, ob Menschen all die vielen Blätter mit der Schere aus grünem Papier ausgeschnitten haben. Mit dieser Überfülle an grünen Blättern, die uns keinen einzigen Cent kostet, sind wir zutiefst gesegnet. Und dieses kostbare Grün entsteht nur aus Sonnenlicht, Wasser und Erde. Es erfreut nicht nur unser Auge, auch unsere Gesundheit kann davon profitieren.

Die Wissenschaft hat bis heute noch nicht alle Vitalstoffe entdeckt, die in grünen Blättern enthalten sind, doch schon das, was wir bereits über sie wissen, ist unglaublich. Offensichtlich sind grüne Blätter das vitalstoffreichste Nahrungsmittel auf unserem Planeten. Und genau aus diesem Grund nehmen alle Geschöpfe dieser Erde in irgendeiner Form grüne Blätter zu sich. Selbst Eisbären fressen Moos, Tiger und Löwen tun sich an Gras gütlich und Wale nehmen Algen auf. Grüne Blätter sind seit jeher ein wichtiger Bestandteil der menschlichen Ernährung, doch in den letzten zweihundert Jahren haben die Menschen in der westlichen Welt aufgehört, grünes Blattgemüse zu essen.

Es gibt noch immer große Bevölkerungsgruppen in Afrika, Indien und anderen Teilen der Welt, die grünes Blattgemüse wegen seines Vitalstoffreichtums verzehren. So heißt es beispielsweise in einem wissenschaftlichen Aufsatz: „Der Verzehr von grünem Blattgemüse ist für die Menschen in den entlegenen ländlichen Gebieten der indischen Himalajaregion eine Hauptquelle für Vitamine und Mikronährstoffe. Dort wird kein Gemüse angebaut und das Angebot auf den Märkten wird nicht zentral organisiert. In der sich vegetarisch ernährenden Bevölkerung gilt ihre traditionelle Ernährung als besonders gut für das körperliche Wohl. Sie soll degenerative Erkrankungen wie Arteriosklerose, Schlaganfälle etc. verhindern. Die Bewohner dieser Gegenden glauben, dass grünes Wildgemüse die Blutmenge im Körper erhöht. Damit ist vermutlich der hohe Eisengehalt von Wildpflanzen gemeint."[21] Norwegische Wissenschaftler führten eine chemische Analyse des Nähr- und Vitalstoffgehalts von grünem Blattgemüse durch und kamen zu folgendem Schluss: „Grüne Blätter enthalten viel Energie, Proteine und Mineralstoffe (wie Kalzium und Eisen) ..., vor allem aber viel Betacarotin (3290 Milligramm pro 100 Gramm). ... Traditionell vor Ort angebaute grüne Blattgemüsearten gelten als wertvolle und wichtige Nährstofflieferanten in der Ernährung der ländlichen und urbanen Regionen dort."[22] Endlich bestätigt also auch die moderne Wissenschaft, dass grünes Blattgemüse uns vor den schlimmsten Geißeln der Menschheit schützen kann:

Herz-Kreislauf-Erkrankungen

Der Verzehr von grünem Blattgemüse reduziert das Risiko, eine Erkrankung des Herz-Kreislauf-Formenkreises zu entwickeln.[23]

Krebserkrankungen

Das amerikanische Institut für Krebsforschung hat eine Schrift mit dem Titel: „Nahrungsmittel gegen den Krebs" herausgegeben. Darin beruft man sich auf wissenschaftliche Untersuchungen und betont: „Spinat, Grünkohl, Romanasalat, Kopfsalat, Rucola, Senfkohl wie Pak Choi sowie Tatsoi, Palmkohl, Chicorée und Mangold sind ausgezeichnete Quellen für Ballaststoffe, Folate und eine ganze Reihe von Karotinoiden wie Lutein und Zeaxanthin. Dazu kommen noch Saponine und Flavonoide. ... Nahrungsmittel, die Karotinoide enthalten, schützen vor Krebs. ... Die Karotinoide in grünem Blattgemüse können das Wachstum bestimmter Zellarten von Brustkrebs, Hautkrebs, Lungenkrebs und Magenkrebs hemmen. ... Nahrungsmittel, die Folate enthalten, senken das Risiko für Bauchspeicheldrüsenkrebs. ... Und Nahrungsmittel, die Ballaststoffe aufweisen, senken vermutlich das Risiko, kolorektale Tumore (Darmkrebs) zu entwickeln."[24]

Folatmangel

Da der menschliche Körper Folate nicht selbst herstellen kann, müssen wir sie mit der Ernährung zu uns nehmen, um unseren täglichen Bedarf zu decken. Dabei ist es wichtig zu wissen, dass zwischen Folaten und Folsäure ein großer Unterschied besteht. Folate, die manchmal auch als „Vitamin B_9 bezeichnet werden, sind ein wasserlösliches Vitamin der B-Gruppe. Folsäure hingegen ist die synthetische Form dieses B-Vitamins und wird in Nahrungsergänzungsmitteln sowie als Nahrungsmittelzusatz verwendet.

Obwohl Folatmangel weltweit zu einem Problem geworden ist, besteht keine Notwendigkeit, unseren täglichen Folatbedarf mit synthetischen Nahrungsergänzungsmitteln zu decken. Wie wissenschaftliche Studien belegen, ist Folat im Überfluss in allen Arten von grünem Blattgemüse enthalten.[25]

Oxidativer Stress

„Verschiedene Kohlsorten, vor allem die grünen Arten der *Brassica*-Familie, liefern wichtige Antioxidantien und anti-entzündliche Stoffe. Sie schützen den Körper vor chronischen Krankheiten wie Krebs oder koronaren Herzkrankheiten, die durch oxidativen Stress ausgelöst werden."[26]

Makuladegeneration

Die altersbedingten Formen von Netzhauterkrankungen des Auges sind weit verbreitet. Makuladegeneration gilt als Hauptursache für die irreversible Erblindung bei über Fünfzigjährigen. Weltweit sind davon etwa 25 bis 30 Millionen Menschen betroffen, allein in Deutschland sind es 2 Millionen.[27] Renommierte amerikanische Augenärzte führten eine wissenschaftliche Studie durch, an der über 1000 Menschen teilnahmen, und gelangten zu dem Schluss, dass „die Personen, die zu dem Fünftel mit der höchsten Carotinaufnahme zählten, ein um 43 Prozent niedrigeres Risiko hatten, eine Makuladegeneration zu entwickeln, als jene, die zum Fünftel mit der niedrigsten Carotinaufnahme gehörten. Unter allen Carotinoiden konnten vor allem Lutein und Zeaxanthin, die vorzugsweise in dunkelgrünen Blattgemüsearten enthalten sind, das Risiko für eine altersbedingte Makuladegeneration senken."[28]

Diese Studien sind nur ein kleiner Ausschnitt der wissenschaftlichen Forschungsarbeiten zu den gesundheitlichen Vorzügen von grünem Blattgemüse. Ich möchte Ihnen im Folgenden noch zwei andere Vertreter seines reichhaltigen Vitalstoffspektrums vorstellen, die sich erst kürzlich als wahre Heilkünstler herausgestellt haben.

Magnesium

In den letzten zehn Jahren wurden mehrere wissenschaftliche Studien zur Rolle des Magnesiums für die Erhaltung der menschlichen Gesundheit durchgeführt. Als ich las, welche Symptome bei einem Magnesiummangel auftreten, war ich zunächst sehr aufgewühlt, denn es handelte sich dabei genau um jene Symptome, die im Normalfall schnell verschwinden, sobald Menschen anfangen, regelmäßig grüne Smoothies zu trinken. Diese Resultate bestätigten, was ich bereits wusste, mir aber bislang noch nicht erklären konnte. Daher freue ich mich, Ihnen nun die Gründe dafür vorstellen zu können!

Ihr hoher Gehalt an Chlorophyll verleiht Blättern ihre grüne Farbe. Genau 6,7 Prozent jedes Chlorophyllmoleküls bestehen aus Magnesium, das sich im Zentrum dieses Farbstoff-Moleküls befindet. Ohne Magnesium könnte der grüne Blattfarbstoff kein Sonnenlicht einfangen und dessen Energie mittels Fotosynthese für das Pflanzenwachstum nutzen.

Jüngste Forschungsergebnisse, die im Online-Wissenschaftsmagazin *BMC Bioinformatics* veröffentlicht wurden, belegen, dass Magnesium für die Gesundheit bzw. Krankheit des Menschen eine weit bedeutendere Rolle spielt, als bislang bekannt war. Wir wissen zwar, dass alle Lebewesen

Magnesium brauchen und dass es in über dreihundert Enzymen im menschlichen Körper gefunden wurde, doch diese neue Studie legt nahe, dass ein potenzieller Magnesiummangel eine weit größere Bandbreite an biologischen Funktionen negativ beeinflusst, als man bisher angenommen hatte. Die folgende Auflistung enthält all jene Krankheiten, bei denen Magnesium therapeutisch eingesetzt wird:

- Fibromyalgie: Bei an Fibromyalgie erkrankten Menschen ist Magnesiummangel weit verbreitet und bereits geringe Dosen Magnesium wirken sich positiv auf das Schmerzempfinden und die Muskelverhärtungen der Betroffenen aus.
- Vorhofflimmern: Eine Reihe von Studien belegt, dass Magnesium nachweislich Vorhofflimmern reduziert.
- Typ-2-Diabetes: Magnesiummangel ist bei an Typ-2-Diabetes Erkrankten eine häufige Begleiterscheinung.
- Prämenstruelles Syndrom (PMS): Bei zahlreichen Frauen, die unter PMS leiden, wurde ein Mangel an Magnesium beobachtet.
- Herz-Kreislauf-Erkrankungen und Sterblichkeit: Ein niedriger Magnesiumgehalt im Blutserum geht häufig mit Herz-Kreislauf-Erkrankungen einher. Menschen mit einem niedrigen Magnesiumspiegel im Blutserum hatten unabhängig von der Todesursache ein höheres Sterblichkeitsrisiko.
- Migräne: Menschen, die unter Migräneanfällen leiden, haben meistens einen zu niedrigen Magnesiumspiegel im Blut.
- vorzeitige Alterung: Dem Zusammenspiel von Magnesium und Kalzium kommt in unserem Körper eine wichtige Rolle zu. Magnesium sorgt dafür, dass Kalzium in löslicher Form vorliegt und so vom Organismus verwertet werden kann, statt sich im Körpergewebe abzulagern und in dieser Form den Alterungsprozess zu beschleunigen.

Besonders interessant war für mich der Zusammenhang zwischen Magnesium und Diabetes, da viele Diabetiker sich auf „wundersame Weise" erholen, sobald sie anfangen, regelmäßig grüne Smoothies zu trinken. Dazu finden Sie einige Beiträge von Teilnehmern in Teil II (siehe „Erfahrungsberichte von Retreat-Teilnehmern", Seite 110 ff.).

Vitamin-K-Mangel

Dieses Vitamin kommt fast ausschließlich in grünem Blattgemüse vor. Alle grünen Blätter enthalten große Mengen dieses häufig unterschätzten Vitalstoffs. In jüngerer Zeit wurden die folgenden Krankheiten mit einem Vitamin-K-Mangel in Verbindung gebracht:

Blutsturz	Leberkrebs
häufiges Auftreten von blauen Flecken	Nasenbluten
Hautkrebs	Osteoporose
innere Blutungen	starke Monatsblutungen

Auch die folgenden Geburtsfehler stehen in Zusammenhang mit einem Vitamin-K-Mangel:

Defekte des Neuralrohres	Unterentwicklung von Nase, Mund
geistige Behinderung	und mittlerer Gesichtspartie
Segelohren	zu flache Nase
	zu kurze Finger

Vitamin K_2

Viele Menschen kennen die gesundheitlichen Vorteile von Vitamin K_2 nicht. Doch die berühmte EPIC-Studie („Prospektive europäische

Studie über Zusammenhänge zwischen Ernährung und Krebs") hat ergeben, dass ein erhöhter Konsum von Vitamin K_2 das Risiko, an Prostatakrebs zu erkranken, um 35 Prozent senken kann. Darüber hinaus hat Vitamin K_2 weitere Vorzüge, es:

- schützt vor Herzkrankheiten,
- verleiht strahlend schöne Haut,
- trägt zur Bildung starker Zähne und Knochen bei,
- fördert die Gehirnfunktion und
- unterstützt Wachstum sowie Entwicklung.

Obwohl grünes Blattgemüse und Obst so gut wie kein Vitamin K_2 enthalten, konnten kanadische Forscher nachweisen, dass der Verzehr von Vitamin K_1 die Bildung von Vitamin K_2 begünstigt. Vermutlich wird dieser Effekt durch die Aktivität von Darmbakterien hervorgerufen.[29] Möglicherweise regt der regelmäßige Verzehr von grünem Blattgemüse also die Darmflora zur Bildung von Vitamin K_2 an.

Dies sind nur einige Beispiele, die belegen, wie kostbar die in grünen Smoothies enthaltenen Vitalstoffe sind. Ich wage an dieser Stelle einmal die Prognose, dass wir in den nächsten Jahren noch mehr über die positiven Auswirkungen von grünem Blattgemüse hören werden. Grüne Smoothies sind nun mal der einfachste und schmackhafteste Weg, viel grünes Blattgemüse zu sich zu nehmen. Die grünen Blätter in unseren Smoothies gehören zu der vitalstoff- reichsten Nahrung, die uns die Erde zu bieten hat. Während Ihrer 7-Tage-Entgiftungskur nehmen Sie nur grüne Smoothies zu sich, damit Ihr Körper eine geballte Ladung Vitalstoffe abbekommt, und zwar deutlich mehr als die ansonsten empfohlene Menge von 1 Liter grüner Smoothies pro Tag.

Kapitel 5

Entgiften bedeutet heilen

Wenn es dem Ganzen nicht gut geht,
kann es auch seinen Teilen nicht wohl ergehen.
Platon

Was geschieht, wenn jemand versehentlich eine giftige Substanz zu sich nimmt? Dem Betreffenden würde übel werden und er würde sich erbrechen oder starken Durchfall bekommen. Die meisten Menschen hatten in ihrem Leben schon mit einer leichten Nahrungsmittelvergiftung zu tun, die sich wie eben beschrieben äußert. Doch warum wird uns übel, wenn wir Schadstoffe zu uns genommen haben? Offensichtlich versucht der Körper, die giftigen Substanzen so schnell wie möglich wieder loszuwerden. Diese Reaktion wird auch als „Entgiftungsreaktion" bezeichnet – oder, mit einem griechisch-lateinischen Fachbegriff, als „Detoxifikation", abgekürzt „Detox".

Diese Reaktion möchte ich Ihnen nun anhand eines Vergleichs erläutern: Das Ansammeln von Schadstoffen ähnelt in gewisser dem Prozess der Verschuldung: Angenommen Alex leiht sich irgendwo 100 Euro. Nach einer Woche zahlt er 30 Euro zurück, aber am nächsten Tag muss er sich noch einmal 50 Euro borgen. Jetzt hat er schon 120 Euro Schulden. Alex kann weitere 40 Euro zurückzahlen, muss sich dann aber eine Monatskarte kaufen und sich dafür erneut 75 Euro ausleihen. Nun belaufen sich seine Schulden bereits auf 155 Euro. Wenn sich Alex über einen längeren Zeitraum immer wieder Geld borgen muss, ist er bald hoch verschuldet. Er braucht zwei Jobs, um alles zurückzahlen können, ist dadurch ständig übermüdet und irgendwann einfach nicht mehr in der Lage, seine Schulden zurückzuzahlen, weil die Zinsen sein gesamtes Monatseinkommen verschlingen. Er hat dann nur noch eine Chance: Er muss Privatinsolvenz anmelden, damit er finanziell wieder ganz von vorn anfangen kann.

Ähnlich verhält es sich mit der Ansammlung von gesundheitsschädlichen Stoffen im Körper. Wie haben Sie sich gefühlt, als Sie letztes Mal eine nicht ganz so gesunde Mahlzeit (reich an Konservierungsmitteln, Gluten, weißem Industriezucker sowie mit viel Salz plus zusätzlich vielleicht noch einer kleinen Dosis Pestizide) zu sich genommen haben? Ihr Körper hätte ohne weitere Nahrungsaufnahme etwa zwölf Stunden gebraucht, um die verdaulichen Bestandteile dieser Mahlzeit zu verarbeiten und den Rest wieder auszuscheiden. Stattdessen haben Sie sechs Stunden später die nächste Mahlzeit zu sich genommen, die ja auch wieder verdaut werden musste. Folglich hatte Ihr Körper keine Gelegenheit, die schädlichen Stoffe der vorigen Mahlzeit auszuscheiden. Nach der zweiten Mahlzeit hätte Ihr Körper wieder zwölf Stunden gebraucht, um sich von den Schadstoffen aus beiden Mahlzeiten zu befreien. Aber zwei Stunden später gab es dann eine Kaffeepause, weitere zwei Stunden später haben sie mit Freunden zu Abend gegessen und wieder eine Stunde später zugegriffen, als man Ihnen im Kino die riesige Popcorntüte vor die Nase hielt. Jetzt hätte Ihr Körper wirklich dringend eine Auszeit gebraucht, damit er all die aufgenommenen Schadstoffe entsorgen kann. Zu dieser Zeit haben Sie sich vielleicht matt gefühlt, hatten Blähungen oder Kopfschmerzen.

Wie viele Menschen schaffen es tatsächlich, zwanzig bis dreißig Stunden am Stück zu fasten? Wenn wir müde sind, dann machen wir uns eine Tasse Kaffee oder werfen eine Hallo-Wach-Pille ein. Ein paar Stunden später gibt es wieder etwas zu essen und dann noch mal und noch mal. Das geht solange, bis Ihr Organismus eines Tages seine Bankrotterklärung abgibt oder, anders ausgedrückt: bis Sie krank werden.

Kein einziges Lebewesen in der freien Natur hat ständig Nahrung zur Verfügung. Nur die Menschen in der westlichen Welt produzieren einen derartigen Überfluss an Lebensmitteln, dass sie essen können, was und wann immer sie wollen. Und das Resultat davon ist: Unser Körper muss ständig die Reste von bereits eingenommenen Mahlzeiten irgendwo deponieren. Doch den wenigsten Menschen ist klar, dass sie eine Entgiftungskur brauchen. Dieser Ignoranz setzt der Körper seine eigene Weisheit entgegen, denn er weiß durchaus, dass er all die Schadstoffe eigentlich ausscheiden sollte und versucht daher, wann immer es möglich ist, eine Entgiftung einzuleiten – z. B. nachts, wenn wir schlafen.

Dies bedeutet jedoch nicht, dass Ihr Körper nur dann entgiften kann, wenn Sie gar nichts essen wie beim Wasser- oder Saftfasten. Toxische Stoffe loszuwerden ist für den Körper so wichtig, dass er diesen Vorgang bei der erstbesten Gelegenheit einleitet, z. B. wenn wir unsere Ernährung umstellen, anfangen, Sport zu treiben, oder ein paar Tage Ferien einlegen. Zur Entgiftung braucht unser Körper verstärkt Energie und ein zusätzliches „Kräftepotenzial". Dafür müssen bestimmte Körperfunktionen gut funktionieren: Der Kreislauf sollte nicht belastet sein, damit unser Blut ungehindert Sauerstoff, Hormone sowie Nähr- und Vitalstoffe im Körper verteilen kann. Das Lymphsystem sollte während dieser Zeit nicht mit Schadstoffen überschwemmt werden. Und Leber, Nieren sowie die anderen Ausscheidungsorgane müssen gut in Form sein, damit sie die anstehenden Reinigungsarbeiten gut schultern können. Die Bakterienflora im Verdauungstrakt sollte gesund sein und die Darmperistaltik muss funktionieren, ohne dass es zu Verstopfungen kommt. Es leuchtet uns ein, dass dies die idealen Voraussetzungen für den Entgiftungsprozess sind. Bedauerlicherweise sind sie jedoch nur selten gegeben, denn die meisten Menschen wissen einfach nicht, welch großen Nutzen regelmäßiges Entgiften für ihre Gesundheit hat. Daher konnte sich unser Organismus bislang nur hin und wieder von all den Giften befreien, die wir ihm zugemutet haben. Sobald etwas Energie übrig ist, leitet der Körper die Entgiftung ein. Aus diesem Grund werden wir besonders in den ersten Ferientagen häufig krank. Das gilt auch für unsere Kinder.

Ich möchte Sie nun bitten, sich einmal selbst zu beobachten, damit Sie bewusst wahrnehmen können, wie Ihr wunderbarer Körper jede Gelegenheit nutzt, sich von Schadstoffen zu befreien. Zu diesem Zweck sollten Sie zunächst nach Möglichkeiten suchen, Ihr Leben gesünder zu gestalten. Ich habe schon erlebt, dass Menschen bereits Detox-Symptome zeigten, nachdem sie weißen Industriezucker aus ihrer Ernährung verbannt, biologisch abbaubares Shampoo verwendet, einen Einlauf gemacht oder einen Wasserfilter in der Küche installiert hatten. Manchmal leitet der Körper die Entgiftung bereits ein, wenn man anfängt, nur noch Kleidung aus natürlichen Fasern ohne synthetische Farbstoffe oder andere chemische Behandlung zu tragen. Auch eine gesunde Matratze kann ihn dabei unterstützen. All das müssen Sie aber nicht einfach glauben, probieren Sie es aus!

Zu den Detox-Symptomen gehören alle körperlichen Anzeichen, die wir auch als Krankheitssymptome kennen: weißer Belag auf der Zunge, Blähungen, Reizbarkeit, Hautausschläge, Kopfschmerzen, Schlafstörungen, Albträume, Durchfall, Verstopfung, Abgeschlagenheit, Energiemangel, Schnupfen, Schleimbildung und Fieber. In den meisten

Fällen sind diese Symptome aber nur schwach ausgeprägt und dauern höchstens ein bis zwei Tage an. Anschließend fühlen die meisten Menschen sich jünger und energiegeladener als zuvor. Ich hoffe, Sie wachen eines Morgens auf und sagen sich: „So gut ist es mir schon lange nicht mehr gegangen. Ich wusste gar nicht mehr, wie toll sich das anfühlt!" Meiner Erfahrung nach ist es nicht möglich, einen Heilungsprozess ohne unangenehme Begleiterscheinungen einzuleiten, da diese zwangsläufig entstehen, wenn Ihr Körper versucht, toxische Stoffe loszuwerden. Das Einzige, was Sie tun können, um sich selbst und Ihrem Körper diese Aufgabe zu erleichtern, besteht darin, dass Sie sich ausreichend Ruhe gönnen, fasten und lernen, besser mit Stress umzugehen. Wie solch eine Entgiftungskur abläuft, können Sie in den Erfahrungsberichten von Teilnehmern meiner Detox-Workshops in Teil II nachlesen (siehe Seite 110 ff.).

Wenn jemand Sie heilen kann, dann ist das Ihr eigener Körper! Ist es nicht großartig, dass er all das kostenlos für Sie tut? Sie müssen nicht einmal eine Krankenversicherung abschließen, damit Ihr Körper für Sie sorgt. Ihr gesamter Organismus strebt danach, dass es Ihnen besser geht. Die Fähigkeit unseres Körpers, sich selbst entgiften zu können, ist ein Segen, der schon vielen Menschen das Leben gerettet hat. Ich schätze diese Gabe unseres Organismus sehr und hoffe, dass Sie das bald auch tun werden. Es ist wichtig, dass wir lernen, diesen Entgiftungsprozess zu würdigen, und seinen Begleitsymptomen mit gebührender Wertschätzung begegnen. In unseren Detox-Retreats gehen wir damit folgendermaßen um: Wann immer jemand über Kopfschmerzen oder eine verstopfte Nase klagt, begegnen wir ihm mit einem Lächeln und sagen: „Herzlichen Glückwunsch! Ihr Körper scheidet Schadstoffe aus!" Tatsächlich sollten wir unserem Organismus dankbar sein für seine erstaunliche Fähigkeit zur Selbstreinigung.

Unser Körper ist aufs Überleben ausgerichtet und nicht auf den Tod. Die krankheitsähnlichen Symptome, die er zeigt, unser Husten, Niesen, Fieber, der hohe Blutdruck oder der Schmerz, sind nichts anderes als sein Versuch zu überleben. Wenn Sie Tabletten schlucken, damit Ihr Körper wieder gesund wird, dann heilt Ihr Organismus nicht wegen, sondern trotz der Medikamente. Ich finde es traurig, dass die vielen Menschen, die im Gesundheitswesen tätig sind, diesen paradoxen Vorgang nicht begreifen. Ich wünschte, die Wissenschaft würde mehr tun, um die Heilprozesse unseres Körpers zu erforschen, statt sich nur mit der Behandlung von Symptomen zu beschäftigen. Wenn wir die Symptome unterdrücken, stellen wir uns letztendlich der Weisheit unseres Körpers entgegen. Unser Organismus ist stets bereit, uns Gutes zu tun – und er macht dabei keine Fehler. Wir müssen unseren Körper nur achtsam beobachten, dann teilt er uns mit, was wir tun müssen, damit es uns besser geht.

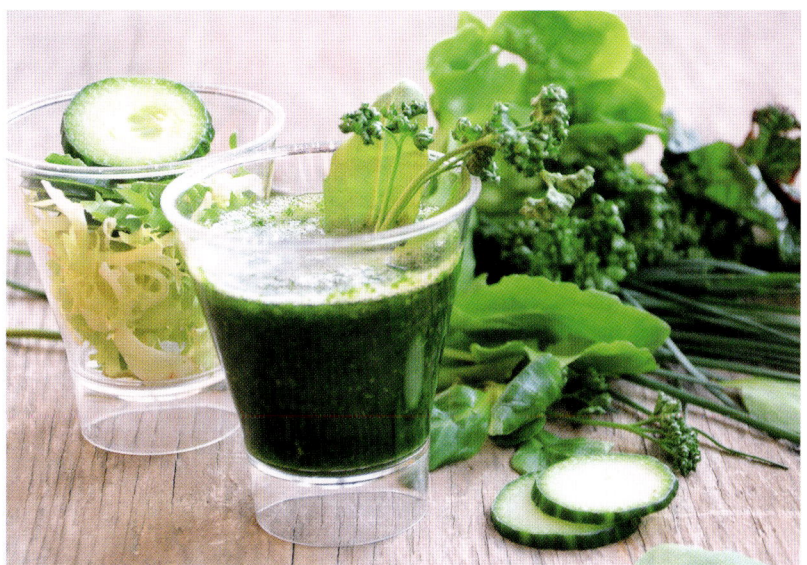

Kapitel 6

Mit Stress umgehen

Der Körper hört jeden unserer Gedanken.
Naomi Judd

Wie bereits erwähnt, beruhen alle Krankheiten letztlich auf zwei Ursachen: Schadstoffen und Mangelversorgung. Und da ist noch eine dritte zu nennen: Stress. Natürlich ist „Stressmanagement" mittlerweile in aller Munde und es gibt zahllose Techniken, die jeweils als das Nonplusultra angepriesen werden und zum Teil auch funktionieren. Ich persönlich schätze besonders „The Work of Byron Katie", da sie uns lehrt, „das zu lieben, was ist". Früher haben wir diese Methode auch auf unseren Smoothie-Detox-Retreats angeboten. Wir haben mit unseren Teilnehmern darüber gesprochen, wie wichtig es ist, dem eigenen Leben einen Sinn zu geben. Wie das funktioniert, können Sie in Byron Katies Büchern[30] nachlesen. Alternativ können Sie sich aber auch auf Ihrer deutschsprachigen Webseite *http://thework.com/sites/thework/deutsch/* informieren.

Jeder Mensch, der seine Träume nicht lebt, gerät unter Stress. Ich habe mit keinem einzigen Seminarteilnehmer gesprochen, der keine Träume gehabt hätte. Leider setzen nur sehr wenige Menschen ihren

Traum auch im wirklichen Leben um. Das Leben wird schnell schal, leer und deprimierend, wenn man seine Träume nicht lebt. Viele Menschen versuchen dann, diese Leere mit diversen Vergnügungen auszufüllen, doch das funktioniert nicht: Ganz gleich, wie viel Spaß Sie Nacht für Nacht oder am Wochenende haben, am Ende stellt sich wieder das Gefühl ein, das eigene Leben vergeudet zu haben. In jungen Jahren denken die meisten Menschen noch, ihr Traum sei nicht wichtig oder könne warten, bis sie „es geschafft" haben. Dann gehen sie einer Arbeit nach, die ihnen meist nicht besonders liegt, und nach der Arbeit wollen sie entweder den berühmt-berüchtigten „Spaß" oder schlicht und einfach ihre Ruhe haben. Das Gefühl „Gott sei Dank, es ist Freitag!" zeigt, wie viele Menschen verzweifelt auf diesen Tag warten, der sie für einen Moment von ihrer sinnentleerten Arbeit erlöst. Die Missachtung der eigenen Träume ist der Hauptgrund dafür, dass heutzutage fast jeder unter Stress leidet.

Andererseits kenne ich auch viele Menschen, die ihrem Traum folgen. Meiner Erfahrung nach sind diese Menschen selbst dann noch mit dem Leben zufrieden, wenn sie müde, hungrig oder arm sind oder unter Schmerzen leiden. Ihr Lächeln strahlt direkt aus den tiefsten Tiefen ihres Seins. Sie haben ein Recht darauf, das zu tun, was Sie sich wünschen, und mit Menschen zusammen zu sein, mit denen Sie Ihre Zeit gern verbringen. Das ist unser wahrer Reichtum hier auf Erden. Sie können noch so viel über den Umgang mit Stress lernen, keine Technik dieser Welt wird Ihnen dieses Gefühl ersetzen können.

Daher sprechen wir in unserem Workshops auch immer über die innigsten Wünsche, die jeder Teilnehmer mitbringt. Dabei stellen nicht wenige Teilnehmer fest, dass sie sich noch nie die Zeit genommen haben, herauszufinden, was ihnen im Leben wirklich wichtig ist. Wir alle werden von den Medien und der Werbung manipuliert, bis wir glauben, dass wir uns samt und sonders Geld, Reichtum, Ruhm oder

Ähnliches wünschen. Man stellt uns diese Dinge als so wünschenswert dar, dass wir gar nicht auf die Idee kommen, diese angeblichen „Träume" infrage zu stellen, doch tatsächlich haben all diese Hirngespinste noch keinen einzigen Menschen glücklich gemacht. Manche unserer Teilnehmer brauchen Stunden, um auszudrücken, was sie sich wirklich vom Leben wünschen. Viele haben sich über diese Frage noch nie ernsthaft Gedanken gemacht. Und tatsächlich ist solch ein einwöchiges Retreat geeignet, um sich ausgiebig über diese Dinge zu unterhalten.

Vermutlich sind Sie jetzt überrascht, wenn ich Ihnen erkläre, dass der Zugewinn an körperlicher Gesundheit und Fitness nicht das Beste ist, was eine angeleitete Auszeit Ihnen zu bieten hat. Wie erfolgreich ein Retreat ist, zeigt sich auch darin, dass Sie tiefe Einsichten gewinnen. Hatten Sie jemals solch ein Aha-Erlebnis? Wenn sich eine plötzliche Einsicht einstellt, die Ihr ganzes Leben auf den Kopf stellt? In diesem Augenblick sehen Sie Ihr gesamtes Dasein plötzlich in einem anderen Licht. Ein gutes Retreat steckt voller Aha-Erlebnisse, die wiederum unzählige Fragen aufwerfen – und gleichzeitig können Sie mitverfolgen, wie Ihr Körper entgiftet und langsam wieder gesund wird. Meiner Ansicht nach sind die neuen Einsichten, die wir während eines Retreats gewinnen, noch wertvoller als die körperliche Erneuerung, die wir aus der Entgiftungskur zweifelsohne mitnehmen.

Wie aber lässt sich Stress noch beseitigen, vor allem, wenn Sie mit einer Enttäuschung zu kämpfen haben? Ich empfehle Ihnen körperliche Bewegung. Sie werden sich besser fühlen, sobald Sie mit dem Workout begonnen haben. Ihr Körper schüttet Endorphine aus, die Gute-Laune-Macher unseres Gehirns, und schon kehren wieder Ruhe und Ausgeglichenheit ein. Ich persönlich schätze das Walking, denn die rhythmische Bewegung in der Natur bringt mich immer auf gute Ideen. Außerdem ist Walking ja eine Form des Gehens, der ursprünglichsten und natürlichsten Bewegungsart des Menschen.

Kapitel 7

Wie Sie sich am besten vorbereiten

Richtiges Lernen entzündet eine Flamme, statt ein Gefäß zu füllen.
Sokrates

In unseren Workshops diskutieren wir täglich über die theoretischen Ansätze natürlicher Heilung und ermutigen die Teilnehmer dazu, Beispiele dafür in ihrem Leben zu finden. Da Sie nun Ihre eigene siebentägige Entgiftungskur mit grünen Smoothies planen, möchten ich Sie bitten, sich während dieser Zeit mit Büchern und Filmen zu beschäftigen, die Sie in Ihren persönlichen Beobachtungen bestärken. Solche Bücher sowie die bereits angesprochenen Aha-Erlebnisse geben Ihnen eine gute Grundlage, die Ihr Verständnis für die Heilkräfte der Natur fördert. Wenn Sie diese Lektion gelernt haben, müssen Sie vor den natürlichen Funktionen Ihres Körpers keine Angst mehr haben. Sie werden nicht mehr panisch reagieren, wenn Sie plötzlich Schmerzen bekommen oder andere körperliche Belastungen durchstehen müssen. Stattdessen werden Sie ganz bewusst eine Strategie entwickeln, wie Sie Ihren Körper bei der Heilung optimal unterstützen können.

Ich empfehle Ihnen zudem, sich im Internet Filme anzusehen, die Ihnen während Ihres Detox-Retreats den Rücken stärken werden:

- *The Seven Best Green Smoothies* von Valya Boutenko. Mit den Anleitungen, die meine Tochter Ihnen hier gibt, werden Ihre Smoothies stets von höchster Qualität sein.
- *The Miracle of Greens* von Sergei Boutenko. Die inspirierende und ermutigende Botschaft von Sergei stärkt Ihr Durchhaltevermögen.
- *Reversing the Irreversible* von Valya Boutenko. Hier erfahren Sie, wie Sie mit natürlichen Mitteln gesund bleiben.

Darüber hinaus möchte ich Ihnen ans Herz legen, auf YouTube nach „Boutenko Films" zu suchen. Auf diesem Kanal finden Sie einige Hundert Clips, u. a. auch Erfahrungsberichte von unseren Retreat-Teilnehmern.

Ganz gleich was wir anpacken, entscheidend für den Erfolg ist unsere innere Haltung. Inspirierende Beispiele können uns helfen, eine Detox-Kur mit grünen Smoothies durchzuhalten, vor allem dann, wenn es schwierig wird. Finden Sie heraus, was Ihnen Kraft gibt. Hier ein paar Anregungen:

- Schauen Sie sich im Internet Erfahrungsberichte von anderen Retreat-Teilnehmern an.
- Lesen Sie Bücher über grüne Smoothies.
- Suchen Sie sich eine Gruppe Gleichgesinnter, lesen Sie sich täglich ein Kapitel vor und tauschen Sie sich darüber aus.
- Sie lesen sich (und Ihren Mitstreitern) vor den Mahlzeiten etwas über die Bedeutung von qualitativ hochwertiger Ernährung vor. Informationen finden Sie beispielsweise in meinen Büchern, die im Hans-Nietsch-Verlag erschienen sind: *Green for Life*, *Grüne Smoothies*, *Grüne Smoothies – Die 100 besten Zutaten für Gesundheit und Wohlbefinden*. Sie werden erstaunt feststellen, dass frisches Obst und grünes Blattgemüse wahre Vitalstoffbomben sind.

- Leihen Sie sich DVDs zu achtsamer Lebensführung aus und diskutieren Sie mit Freunden darüber.
- Sprechen Sie mit Menschen, die regelmäßig grüne Smoothies trinken.

Bücher über grüne Smoothies oder natürliche Heilweisen zu lesen hilft Ihnen, die Entgiftungsprozesse zu verstehen. Weitere Buchtipps finden Sie im Anhang unter „Literaturempfehlungen" (siehe Seite 171 ff.). Manchmal kann es aber auch ganz schön sein, einfach eine nette Komödie anzuschauen. Sorgen Sie also dafür, dass Sie lustige Filme zu Hause haben. Denn Lachen ist – neben grünen Smoothies natürlich – immer noch die beste Medizin!

Wenn Sie sich für Ihre 7-Tage-Entgiftungskur mit einer Gruppe von Gleichgesinnten zusammentun, dann lernen Sie garantiert am meisten aus dem persönlichen Erfahrungsaustausch. Lesen Sie, was Diane McCann aus Südaustralien mir geschrieben hat:

Ich habe an dem Grüne-Smoothies-Retreat in Australien teilgenommen, und es ging mir am Ende dieser Woche einfach nur großartig. Ich hatte mehr Energie, mehr Lebenskraft und einen viel klareren Kopf als jemals zuvor. Was mich aber sehr betroffen gemacht hat, war, wie schlecht es vielen Teilnehmern zu Beginn des Workshops ging. Da war z. B. eine nette Dame, die fürchterlich von Rheuma geplagt wurde. Am Ende des Detox-Retreats konnte sie jedoch ihre Finger wieder bewegen. Meine Zimmergenossin brauchte Insulin, doch die Menge nahm im Laufe der Woche drastisch ab. Jeder in unserer Gruppe hatte nach einer Woche positive Veränderungen in puncto Gesundheit, Energie und positivem Lebensausblick zu verzeichnen. Seitdem trinke ich täglich grüne Smoothies, und mein Retreat liegt nun bereits drei Jahre zurück.

Kapitel 8

Warum grüne Smoothies?

Ein grüner Smoothie am Tag erspart den Arzt.
Sergei Boutenko

In meiner Familie fasten wir gern einmal pro Woche, meist vierundzwanzig bis sechsunddreißig Stunden mit Wasser, Säften oder grünen Smoothies. Von all den verschiedenen Formen des Fastens, die wir bislang ausprobiert haben, schätzen wir Fasten mit grünen Smoothies am meisten – wegen der herausragenden Resultate. Eine 7-Tage-Kur mit grünen Smoothies ist der effektivste Weg zur Entgiftung ohne Hungergefühle, weil grüne Smoothies den Körper wunderbar reinigen und dabei sehr nahrhaft sind.

Der Mensch isst bekanntlich, um aus der Nahrung Energie zu gewinnen. Paradoxerweise verbraucht der Körper aber 30 Prozent dieser Energie für die Verdauung.[31] Vielleicht ist Ihnen schon aufgefallen, dass Sie nach einer deftigen Mahlzeit schnell schläfrig werden. Wenn Sie hingegen nur leichte Kost zu sich nehmen und dem Körper zwischen den Mahlzeiten jeweils ein paar Stunden Zeit lassen, verwendet er die nicht benötigte Verdauungsenergie für die innere Reinigung. Aus diesem Grund haben manche Menschen nach dem Aufwachen am Morgen einen schlechten Geschmack im Mund, fühlen sich steif, haben ein angeschwollenes Gesicht, verkrustete Augen oder gar Kopfschmerzen. All das sind Anzeichen dafür, dass sich der Körper nachts von angesammelten Schadstoffen befreit hat.

Je mehr unsere Nahrung toxisch belastet ist, desto mehr Energie muss der Körper aufwenden, um diesen Müll wieder loszuwerden. Wenn jedoch seine Ausscheidungssysteme damit verstopft sind, werden die Schadstoffe im Gewebe deponiert, z. B. im Gehirn, in den Nervenzellen, den Kapillaren, dem Knochenmark etc. Der Entgiftungsprozess setzt gewöhnlich ein, wenn Sie ein paar Stunden lang nichts gegessen haben. Dabei löst der Körper zuerst toxische Stoffe aus dem Gewebe und leitet sie zu den Ausscheidungsorganen, d. h. zu Verdauungstrakt, Leber, Nieren, Lunge und Haut. Je länger Sie nichts essen, desto gründlicher fällt die innere Reinigung aus. Um auch tiefere Gewebeschichten zu erreichen, braucht der Körper mehr als zwölf Stunden Zeit.

Der hohe Ballaststoffgehalt grüner Smoothies bewirkt, dass Sie sich noch Stunden, nachdem Sie sie getrunken haben, gesättigt fühlen. Ohne Ballaststoffe ist eine gründliche Ausscheidung fast nicht möglich. Der menschliche Körper an sich ist ein wahres Wunderwerk der Natur. Er ist so aufgebaut, dass sämtliche Schadstoffe aus unterschiedlichen Körperteilen, einschließlich der Millionen von Zellen, die täglich absterben, am Endstück der „menschlichen Kanalisation" landen – im Dickdarm. Dort sammeln sich all die Abfälle an, die so giftig sind, dass wir sie aus gutem Grund nicht einmal anfassen mögen. Um diese toxischen Stoffe ausscheiden zu können, braucht der Körper Ballaststoffe. Wenn wir keine Ballaststoffe zu uns nehmen, bleibt dieser giftige Abfall im Körper zurück. Viele Schadstoffe gelangen dann durch die Darmwand wieder in unseren Organismus. Und unser Körper hat täglich Unmengen giftiger Stoffe zu entsorgen.

Das Lymphsystem entgiftet uns auf einer tieferen Ebene als der Darm. Daher nennen wir die Lymphe auch den „Fluss des Lebens". Wenn die Lymphflüssigkeit den Körper ungehindert durchspülen kann, nimmt sie alle krankmachenden Stoffe mit. Dr. Samuel West, der sich für eine Tiefenheilung durch Anregung des Lymphflusses einsetzt, ist der Ansicht, dass der menschliche Körper in weniger als vierundzwanzig Stunden abstirbt, falls die Lymphe aufhört zu fließen. Je weniger unser Lymphsystem verschmutzt ist, desto stärker ist unser Immunsystem. Das Lymphsystem entzieht verschiedenen Körperteilen Flüssigkeit und nimmt dabei winzige Schadstoffpartikel mit. In den Lymphknoten wird diese dann von allen toxischen Stoffen gereinigt. Die gereinigte Lymphe fließt zurück ins Blut und zirkuliert erneut durch den Körper.

Während Ihrer 7-Tage-Detox-Kur mit grünen Smoothies werden Sie auf allen Ebenen Ihres Körpers entgiften. Sobald Lymphsystem, Leber, Nieren und Verdauungsorgane wieder frei von angesammelten toxischen Stoffen sind, verbessert sich die Absorption wichtiger Nähr- und Vitalstoffe um ein Vielfaches und Sie bekommen endlich all die Vitalstoffe, die Sie brauchen, um Ihre inneren Organe zu reparieren. Dann fangen Sie allmählich an, sich jünger und energiegeladener zu fühlen und auch so auszusehen. Tatsächlich haben wir von unseren Retreat-Teilnehmern schon oft gehört, dass die Angehörigen, die sie vom Flughafen abholten, über ihre Verwandlung sehr erstaunt waren. Es kam sogar vor, dass eine Mutter ihre eigene Tochter nach einem Retreat nicht mehr erkannt hat, weil sie zehn Jahre jünger aussah!

Eine Entgiftungskur mit grünen Smoothies ist u. a. deshalb so wirkungsvoll, weil Sie dabei vier- bis fünfmal am Tag grüne Smoothies zu sich nehmen. Diese werden schnell verdaut, gewöhnlich innerhalb einer Stunde. Dabei scheidet der Körper alles, was er an wasserlöslichen Vitalstoffen nicht sofort verwerten kann – wie den Großteil der B-Vitamine und Vitamin C –, über den Urin wieder aus. Andererseits

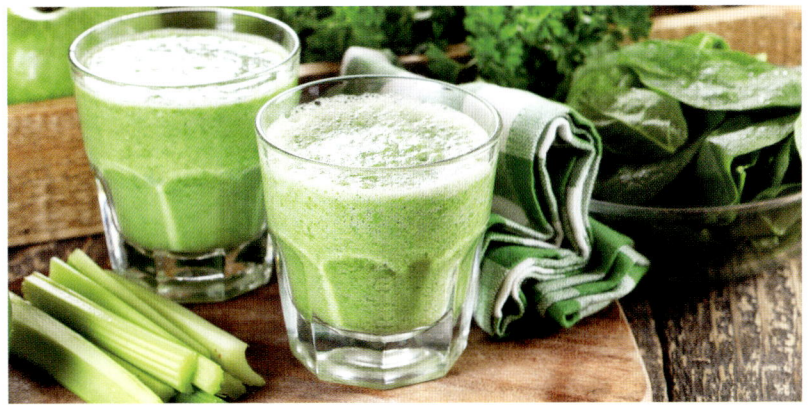

sind Vitamin C und verschiedene andere Mikronährstoffe auf Säurebasis Antioxidantien, die im Körper wichtige Aufgaben erfüllen, wie die Neutralisierung freier Radikale, die Senkung des Blutdrucks sowie der Kampf gegen Viren und Infektionen. Wenn Sie also sieben Tage lang vier- oder fünfmal täglich grüne Smoothies zu sich nehmen, fluten Sie den Körper immer wieder mit diesen wichtigen Stoffen. (Ich rate Ihnen, Ihre grünen Smoothies langsam zu löffeln, statt sie in einem Zug hinunterzustürzen.)

Anders als bei sonstigen Entgiftungskuren wird das Fasten mit grünen Smoothies immer einfacher, je länger Sie es praktizieren. Ich kenne viele Menschen, die sich lediglich vorgenommen hatten, ein paar Tage lang nur grüne Smoothies zu sich zu nehmen, sich dann aber wochen- oder sogar monatelang von nichts anderem ernährten. Clent M., einer meiner Freunde, lebte ein Jahr lang nur von grünen Smoothies und schaffte es auf diese Weise, alle seine gesundheitlichen Probleme loszuwerden. Viele Menschen berichten, dass ihnen nur die ersten Tage schwergefallen sind. Wenn Sie nicht gleich nach den ersten Tagen aufgeben, werden Sie an Ihrer Detox-Kur mit grünen Smoothies großen Gefallen finden.

Kapitel 9

Essen Sie natürlich gereiftes Obst

Wie Kirschen und Erdbeeren behagen,
musst du Kinder und Sperlinge fragen.
Johann Wolfgang von Goethe

Sollen wir Obst essen oder nicht? Das ist derzeit eine der strittigsten Fragen unter Gesundheitsexperten. Viele Rohkostspezialisten empfehlen, Obst komplett aus der Ernährung zu streichen. Andere wiederum raten zum Verzehr von zwanzig Bananen am Tag. Und wer hat nun recht? Meiner Ansicht nach beide!

Vor Kurzem habe ich mehrere große Städte im Mittleren Westen der USA besucht, darunter waren Chicago, Detroit, Cleveland und einige andere. Die Suche nach frischen Zutaten für meine grünen Smoothies führte mich natürlich in zahlreiche Läden. Ich fand es erschreckend, wie mager das Angebot an frischem Gemüse und Obst dort teilweise war und in welchem Zustand die Ware angeboten wurde. Einige Läden boten zwar auch Bio-Ware an und selbst auf den Wochenmärkten, auf denen Bauern ihre eigenen Produkte verkaufen, fand ich kaum biologisch angebautes Obst. Irgendwann entdeckte ich schließlich doch noch grünes Blattgemüse, das nicht völlig verwelkt war, aber ich konnte einfach nirgends reife Früchte in Bio-Qualität bekommen. Es hat mich nicht gewundert, dass meine Smoothies mit dem unreifen Zeugs derart fad schmeckten, dass ich sie nur dank meines unerschütterlichen Glaubens an ihre positive Wirkung zu mir nehmen konnte.

Die angebotenen Äpfel, Pfirsiche und Birnen waren durchweg grün, hart wie Stein und hatten kein Aroma. Auch Beeren und Trauben waren nicht reif, viele wiesen sogar Spuren von Schimmel auf. Orangen und Kiwis waren ebenso unreif und sauer. Ich bat daraufhin mehrere Leute, mir doch den Geschmack einer Orange zu beschreiben. Alle meinten, Orangen schmeckten sauer. Jedes Mal, wenn ich in diesen Städten in einen Lebensmittelladen kam, stockte mir fast der Atem und die dort lebenden Menschen taten mir aufrichtig leid. Wie kann ich Menschen ans Herz legen, regelmäßig grüne Smoothies zu trinken, wenn ein Großteil von ihnen gar nicht die Möglichkeit hat, frisches Obst und Gemüse zu kaufen?

Unglücklicherweise gibt es nur wenige wissenschaftliche Studien über den höheren Nähr-und Vitalstoffgehalt von Früchten, die naturbelassen heranreifen konnten. Vegetarier, Rohköstler und andere Menschen, die Obst als einen wichtigen Bestandteil ihrer Ernährung ansehen, veröffentlichen dennoch regelmäßig Artikel zu diesem Thema. Valentina Borisenko z. B. stammt aus der sibirischen Stadt Irkutsk, verbringt aber stets eine Hälfte des Jahres in Indonesien. Sie betont, sie fühle sich sehr viel gesünder „an einem Ort, an dem sie viele natürlich gereifte Früchte genießen" könne.[32] Ich glaube, dass es sich dabei um ein ähnliches Phänomen wie bei der Verwendung von industriell hergestellter Säuglingsfertignahrung handelt. Wir alle wissen, dass Babys umso gesünder sind, je länger sie gestillt werden. Auch Früchte enthalten zweifellos mehr Vitalstoffe, wenn sie länger am „Mutterstrauch" verweilen und an der Sonne reifen können.

Dazu möchte ich Ihnen eine kleine Geschichte erzählen: Vor meiner Landung in Thailand bereitete meine Tochter Valya, die bereits am Tag zuvor geflogen war, für mich frische, aufgeschnittene Früchte vor. Sie wusste, dass ich nach sechzehn Stunden Flug vermutlich hungrig sein würde. Als ich um 3 Uhr morgens ankam, schlief Valya noch, aber dennoch fand ich einen Teller mit Früchten neben meinem Bett vor. Ich kostete und fand die Fruchtstücke aromatischer als alles, was ich jemals zuvor gegessen hatte. Am nächsten Morgen fragte ich Valya, welche Köstlichkeit sie mir auf diesem Teller serviert habe. Sie sah mich überrascht an, zuckte mit den Schultern und sagte: „Das waren einfach nur Mangos und Bananen." Offensichtlich ist der Geschmack der Früchte ganz anders, wenn sie direkt am Baum gereift sind und zudem reif gepflückt wurden.

Ich ernähre mich nun seit mehr als zwanzig Jahren rohköstlich und ich habe immer wieder festgestellt, dass konventionell angebautes, unreifes Obst mir einfach nicht bekommt. Daher mache ich mich jeden Sommer auf und klappere die Bauernhöfe in der Umgebung ab, um meine Lebensmittel direkt vom Baum oder Feld zu ernten. Am Baum oder Strauch gereifte Früchte zeichnen sich besonders durch folgende Merkmale aus:

- Sie verbreiten einen angenehmen aromatischen Duft.
- Obwohl ihre Haut oder Schale oft nicht gerade dünn ist, lassen sie sich trotzdem leicht schälen.
- Ihr Geschmack ist unverwechselbar und dennoch sehr facetten-reich.
- Die meisten Menschen mögen baumgereifte Früchte lieber.
- Fruchtfliegen und Insekten meiden natürlich gereiftes Obst.
- Die Samen der Früchte haben eine dunklere Farbe.
- Wenn ich reifes Obst esse, bin ich viele Stunden lang satt und zu-frieden.

Sicherlich werden manche Menschen jetzt einwenden, dass es unmöglich sei, baumgereifte Früchte zu verkaufen, weil sie schneller verderben. Ich habe das lange Zeit auch geglaubt. In diesem Jahr habe ich bereits einundzwanzig verschiedene Länder besucht und habe natürlich überall möglichst nur frisches Obst und Gemüse gekauft. Dabei habe ich festgestellt, dass Obst in einigen Ländern teuer und kaum zu bekommen war. In der Regel war ihre Qualität dort jedoch deutlich besser als in den amerikanischen Supermärkten. Selbst in Ost- und Nordeuropa konnte ich ausgezeichnete Himbeeren, wilde Erdbeeren und reife Trauben *mit* Kernen finden. Die Aprikosen waren so reif, dass das Fleisch fast durchscheinend war, und sie waren saftig und süß. Erstaunt war ich, wie köstlich Pflaumen schmecken können. Ich war so an den sauren Geschmack konventionell angebauter und viel zu früh geernteter Pflaumen gewöhnt, dass ich sie nach diesem Geschmackserlebnis zu Hause gar nicht mehr gekauft habe.

In Europa habe ich auch mit Diabetikern gesprochen, die mir versicherten, dass ihr Blutzuckerspiegel nach dem Genuss reifer, biologisch angebauter Früchte kaum ansteige. Wenn sie hingegen die unreife, konventionell angebaute Ware äßen, bräuchten sie anschließend mehr Insulin. Das überraschte mich, weil ich stets davon ausgegangen war, dass reife Früchte mehr Zucker enthalten als die unreife. Die einzige Erklärung, die ich Ihnen dafür geben kann, ist, dass in der reifen, biologisch angebauten Frucht sogenannte Cofaktoren enthalten sind, die es dem Körper ermöglichen, den Fruchtzucker ohne negative Nebenwirkungen zu verstoffwechseln. Das würde auch erklären, warum der Verzehr von reifem, konventionell angebautem Obst gesundheitsschädlich sein kann. Es wäre sehr wichtig, dass sich die Wissenschaft eingehender mit der Frage beschäftigte, wie reife bzw. unreife Früchte sich auf den Körper auswirken.

Wenn Sie in einer warmen, sonnenreichen Gegend leben, können Sie den Segen reifer Früchte in seiner ganzen Fülle genießen, weil natürlich gereiftes Obst fast immer verfügbar ist. Für alle, die in kälteren Klimazonen leben, ist es jedoch schwieriger, reife Früchte bekommen. Was also können Sie tun, wenn an Ihrem Wohnort kaum oder nur wenig Obst in bester Qualität erhältlich ist? Zunächst einmal können Sie nach dem Verzehr den Unterschied zwischen reifen und unreifen Früchten am eigenen Leib beobachten. Im Sommer können Sie auf Bauernhöfen in Ihrer Umgebung selbst frische Früchte pflücken. Frieren Sie Beeren und andere Früchte ein, um auch im Winter davon zu profitieren. Oder erkundigen Sie sich bei den Biobauern auf Ihren Wochenmarkt. Vielleicht finden Sie ja gemeinsam einen Weg, wie Sie regelmäßig natürlich gereifte Bio-Ware erhalten können. In vielen Städten gibt es mittlerweile die Möglichkeit, biologisch angebautes Obst und Gemüse zu abonnieren. Informationen über das Angebot sogenannter „Ökokisten", „Biokisten" oder „grüner Kisten" in Ihrer Region finden Sie im Internet. Alternativ können Sie sich auch einem regionalen Erzeugerverband anschließen, der seine Produkte ebenso direkt an die Verbraucher liefert. Oder Sie machen sich auf die Suche nach einem Schrebergarten, in dem Sie selbst anbauen können, was Sie brauchen.

Meiner Ansicht nach sind biologisch angebaute, reife Früchte ein wesentlicher Bestandteil der gesunden Ernährung. Trotzdem rate ich Ihnen nicht zu einer reinen Frucht-Diät, weil diese nur einen Teil einer ganzheitlichen Ernährung abdeckt. An dieser Stelle möchte ich noch einmal in Erinnerung rufen, dass grünes Blattgemüse das vitalstoffreichste Nahrungsmittel auf der Erde ist. In meiner Ernährungspyramide stellt das „Grünzeug" die Basis dar; daher versuche ich, so viel Grün wie möglich zu essen, und das möglichst aus Wildwuchs. Und an zweiter Stelle kommt natürlich gereiftes Bio-Obst!

Kapitel 10

Wildpflanzen

Was ist Unkraut?
Eine Pflanze, deren Vorzüge der Mensch noch nicht entdeckt hat.
Ralph Waldo Emerson

Wildpflanzen enthalten in der Regel mehr Vitamine und Mineralstoffe als Nutzpflanzen. Das liegt hauptsächlich daran, dass den Wildpflanzen kein Gärtner oder Bauer den Kampf ums Überleben abgenommen hat. Um trotz widriger Lebensraum- und Witterungsbedingungen in den unterschiedlichsten Klimazonen überleben zu können, mussten die Wildpflanzen enorme Kräfte entwickeln. Da sie nicht gegossen werden, haben die meisten Wildpflanzen lange Wurzeln. Wenn Sie jemals versucht haben, einen Löwenzahn samt der Wurzel auszureißen, wissen Sie, was ich meine. Alfalfawurzeln können bis zu hundert Meter lang werden und gelangen so bis in die fruchtbarsten Erdschichten. Wildpflanzen, deren Wurzelsysteme unbeschädigt blieben, enthalten also weit mehr Vitalstoffe als kultivierte Pflanzen. Und ich war lange Zeit so unvernünftig, regelmäßig den lästigen Gänsefuß aus meinem Garten zu entfernen, damit dort mein geliebter Eisbergsalat wachsen konnte.

Doch Vorsicht ist hier durchaus angebracht: Da es in der Natur auch Giftpflanzen gibt, sollten Sie beim Sammeln von Wildpflanzen achtsam vorgehen und am besten nur die wild wachsenden Arten pflücken, die Sie gut kennen. Wildpflanzen schenken dem Körper eine Fülle von wertvollen Vitalstoffen, bei ihrem Verzehr sollten Sie jedoch die möglichen Risiken stets im Blick behalten. *Lassen Sie äußerste Vorsicht walten, wenn Sie Wildpflanzen sammeln.* Das heißt vor allem: Lernen Sie zunächst, wodurch sich essbare Pflanzen von ungenießbaren oder gar giftigen unterscheiden. Besorgen Sie sich Bücher zur Bestimmung heimischer Wildpflanzen (siehe „Literaturempfehlungen", Seite 171 ff.) oder nehmen Sie an einer Wildpflanzenführung bei einem erfahrenen Kräuterkundigen teil, bevor Sie sich selbst auf die Suche machen. Wildpflanzen zu essen ist schmackhaft, gesund und absolut sicher, wenn Sie wissen, was Sie mit nach Hause nehmen dürfen und was nicht. Lassen Sie sich Zeit für eine eingehende Erkundung und informieren Sie sich und Ihre Familie gut. Sollten Sie bei der Bestimmung einer Wildpflanze Zweifel haben, dann lassen Sie diese lieber stehen!

Wildkräuterführungen werden mittlerweile in vielen Städten auch von Volkshochschulen oder Bio-Gärtnereien sowie von Kräuterkundigen mit professioneller Ausbildung angeboten. Auf diese Weise lernen Sie sozusagen vor Ort, wie die Pflanzen wachsen, aussehen, riechen und schmecken. Erst dann sollten Sie selbst gesammelte Wildpflanzen in Ihre Ernährung integrieren. Im Hans-Nietsch-Verlag wurden bereits einige Bücher von erfahrenen Experten zu diesem Thema veröffentlicht (siehe „Literaturempfehlungen", Seite 171 ff.). Der Verzehr von Wildpflanzen stellt zweifellos die authentischste Art dar, von den Früchten der Erde zu leben.

Einige der vitalstoffreichsten Pflanzen sind von Natur aus leider mit Dornen oder anderen Schutzmechanismen wie Brennhaaren ausgestattet. Sie wären ohne diesen Schutz vermutlich längst ausgestorben, weil auch Tiere sie schätzen. Ich gebe gern junge Brennnesseln oder

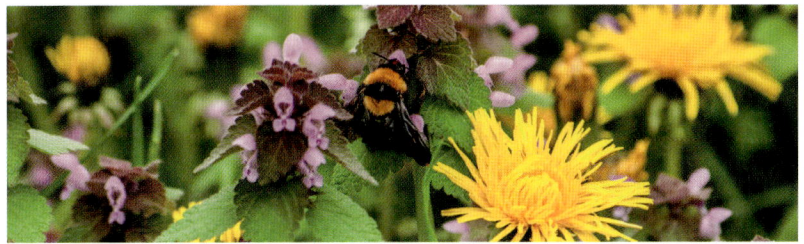

Stücke von *Aloe vera*-Blättern in meine Smoothies. Da Pflanzen, die sich mit Brennhaaren oder Stacheln schützen, meist nur wenig Alkaloide enthalten, sind sie meist nicht giftig oder bitter und können daher zu einer großartigen, gesunden Ergänzung auf unserem Speiseplan werden. Tragen Sie jedoch Handschuhe, wenn Sie sie verarbeiten. Nach dem Pürieren im Mixer stechen oder brennen sie nicht mehr.

Da ich wissen wollte, ob Löwenzahn oder andere Wildpflanzen tatsächlich wichtige Vitalstoffe in ausreichender Menge enthalten, habe ich dies recherchiert und die Ergebnisse in einer Tabelle zusammengefasst. Über die Fakten war ich dann schließlich selbst erstaunt. Vergleichen Sie die Zahlen selbst in der folgenden Tabelle!

Sie enthält eine Aufstellung der Vitamine und Mineralstoffe, die sich in 100 Gramm grünem Kopfsalat finden. Diese Werte habe ich mit den Werten verglichen, die in 100 Gramm Löwenzahnblättern enthalten sind. Sie werden feststellen, dass der Löwenzahn sehr viel mehr Vitalstoffe enthält als der Salat. Neben den einzelnen Vitalstoffen ist jeweils angegeben, wie viel Prozent der empfohlenen Tagesmenge für Erwachsene in 100 Gramm Salat bzw. Löwenzahn enthalten sind. So finden sich in 100 Gramm Löwenzahn beispielsweise 203 Prozent der empfohlenen Tagesmenge an Vitamin A, 58 Prozent an Vitamin C, 19 Prozent an Kalzium sowie sage und schreibe 973 Prozent der empfohlenen Tagesmenge an Vitamin K.

Grüner Blattsalat, roh, 100 Gramm		
Vitamin	Gehalt	Empfohlene Tagesmenge für Erwachsene, in Prozent
Betain	0,2 mg	–
Cholin	13,4 mg	–
Vitamin A	7404,0 IU	148 %
Vitamin B$_1$ (Thiamin)	0,1 mg	5 %
Vitamin B$_2$ (Riboflavin)	0,1 mg	5 %
Vitamin B$_3$ (Niacin)	0,4 mg	2 %
Vitamin B$_5$ (Pantothensäure)	0,1 mg	1 %
Vitamin B$_6$ (Pyridoxin)	0,1 mg	4 %
Vitamin B$_9$ (Folat)	38,0 mµg	10 %
Vitamin B$_{12}$ (Cobalamin)	–	–
Vitamin C	18,0 mg	30 %
Vitamin D	–	–
Vitamin E	0,3 mg	1 %
Vitamin K	174,0 mµg	217 %
Mineralstoff	Gehalt	Empfohlene Tagesmenge für Erwachsene, in Prozent
Eisen	0,9 mg	5 %
Fluoride	–	–
Kalium	194,0 mg	6 %
Kalzium	36,0 mg	4 %
Kupfer	0,02 mg	1 %
Magnesium	13,0 mg	3 %
Mangan	0,3 mg	13 %
Natrium	28,0 mg	1 %
Phosphor	29,0 mg	3 %
Selen	0,6 mµg	1 %
Zink	0,2 mg	1 %

Wollen Sie den Löwenzahn immer noch aus Ihrem Garten verbannen? Wie wäre es, wenn Sie ihn in Ihre Smoothies geben, statt ihn auf den Kompost zu werfen? Durch den Verzehr von Wildpflanzen können Sie Ihre Ernährung um wertvolle Vitalstoffe bereichern, die in Nutz-

Löwenzahn, roh, 100 Gramm

Vitamin	Gehalt	Empfohlene Tagesmenge für Erwachsene, in Prozent
Betain	0,2 mg	–
Cholin	35,3 mg	–
Vitamin A	10.160,0 IU	203 %
Vitamin B$_1$ (Thiamin)	0,2 mg	13 %
Vitamin B$_2$ (Riboflavin)	0,3 mg	15 %
Vitamin B$_3$ (Niacin)	0,8 mg	4 %
Vitamin B$_5$ (Pantothensäure)	0,1 mg	1 %
Vitamin B$_6$ (Pyridoxin)	0,3 mg	13 %
Vitamin B$_9$ (Folat)	27,0 mμg	7 %
Vitamin B$_{12}$ (Cobalamin)	–	–
Vitamin C	35,0 mg	58 %
Vitamin D	–	–
Vitamin E	3,4 mg	17 %
Vitamin K	778,0 mμg	973 %

Mineralstoff	Gehalt	Empfohlene Tagesmenge für Erwachsene, in Prozent
Eisen	3,1 mg	17 %
Fluoride	–	–
Kalium	397,0 mg	11 %
Kalzium	187,0 mg	19 %
Kupfer	0,2 mg	9 %
Magnesium	36,0 mg	9 %
Mangan	0,3 mg	17 %
Natrium	76,0 mg	3 %
Phosphor	66,0 mg	7 %
Selen	0,5 mμg	1 %
Zink	0,4 mg	3 %

pflanzen zum Teil gar nicht oder nur in geringeren Mengen enthalten sind. Nutzen Sie das vielfältige Vitalstoffangebot von Wildpflanzen für Ihre Gesundheit!

Kapitel 11

Der beste Zeitpunkt für Ihre Detox-Kur

Die Zukunft beginnt heute, nicht morgen.
Papst Johannes Paul II.

Wann ist die beste Zeit für eine heilsame Entgiftung? Wenn man dem Ernährungspionier Paul Bragg diese Frage stellte, antwortete er unweigerlich mit: „Der beste Tag ist heute!" Ich stimme dem insofern zu, als es besser ist, das Entgiften nicht auf die lange Bank zu schieben. Aber möglicherweise brauchen Sie ein paar Wochen Zeit, um sich darauf vorzubereiten und schließlich das bestmögliche Resultat zu erzielen. Lesen Sie also am besten zunächst dieses Buch zu Ende und besorgen Sie dann die erforderlichen Küchenutensilien oder Geräte bzw. alle Zutaten für Ihre Smoothies. Finden Sie Gesinnungsgenossen, vereinbaren Sie ein Treffen, und dann kann es losgehen.

Wie oft sollte man die 7-Tage-Entgiftungskur durchführen? Wenn Sie Ihre erste Kur erfolgreich gemeistert haben, würde ich Ihnen alle drei Monate eine Wiederholung empfehlen. Besonders nötig hat es unser Organismus im Frühling und im Herbst, wenn er sich auf den Wechsel der Jahreszeiten einstellen muss. Sollten Sie in einer kalten

Klimazone leben, dann empfehle ich Ihnen eine Detox-Kur in der warmen Jahreszeit, damit Sie auch Obst und Gemüse in der besten Qualität sowie zu erschwinglichen Preisen bekommen.

Manchmal höre ich, dass jemand seinen wohlverdienten Urlaub nicht für eine Entgiftungskur „opfern" möchte. Doch die Ängste, die sich hinter dieser Aussage verstecken, haben gewöhnlich nur Menschen, die noch nie an solch einer heilenden Kur teilgenommen haben. Sobald Sie einmal die freudvolle Erfahrung eines Detox-Retreats mit grünen Smoothies gemacht haben, werden Sie es gar nicht erwarten können, sich gesünder, jünger und glücklicher zu fühlen. Wie sehen die Ferien von geplagten Stadtbewohnern denn normalerweise aus? Sie fahren in irgendeiner warmen Gegend an den Strand und liegen dort tagelang in der Sonne, von oben bis unten mit chemischem Sonnenschutz eingecremt. Und wenn sie aufstehen, nehmen sie Fast Food zu sich, trinken literweise Limonade und spätestens am Abend auch noch Alkohol. Solche Ferien sind zwar kostspielig, doch sie haben keinerlei Nutzen für die Gesundheit des Urlaubers, der häufig sogar noch erschöpfter und deprimierter in seinen Alltag zurückkehrt, als er es zu Beginn der Ferienzeit war.

Ich fahre auch gelegentlich an solche Badeorte. Dort organisiere ich meinen Urlaub aber so, dass er mir den größtmöglichen Nutzen für meine Gesundheit bringt. Ich habe beispielsweise immer meinen kleinen Reisemixer dabei und natürlich ein scharfes Messer sowie ein paar kleine Schüsseln, alles hübsch in ein Küchentuch eingewickelt. Ob ich nun auf die Fidschi-Inseln reise oder meine Ferien in Thailand oder Mexiko verbringe, sobald ich ankomme, nehme ich mir ein Taxi und lasse mich zum nächstgelegenen regionalen Markt fahren. Dort kaufe ich allerhand reifes Obst und frisches Blattgemüse. Erst dann geht es los mit den Ferien, die mir mehr Gesundheit und viel Freude schenken.

Hin und wieder fragen mich Menschen, ob sie sich nicht ausschließlich von grünen Smoothies ernähren können. Nun, ich finde zwar, dass Sie Ihre 7-Tage-Detox-Kur mit grünen Smoothies bedenkenlos so oft durchführen können und dürfen, wie Sie möchten, doch rate ich Ihnen davon ab, sich monate- oder vielleicht jahrelang ausschließlich von grünen Smoothies zu ernähren. Natürlich sind grüne Smoothies vollgepackt mit Vitalstoffen, unseren gesamten Nährstoffbedarf können wir damit aber keineswegs decken. Jeder von uns hat sein eigenes, höchstpersönliches Nährstoffprofil, das sich im Übrigen auch von Region zu Region unterscheidet. Darüber hinaus sollten wir unsere Verdauung nicht an eine Ernährung gewöhnen, die wir ausschließlich in flüssiger Form zu uns nehmen. Essen Sie Karotten, Äpfel, Nüsse und andere feste Nahrungsmittel, die Sie zerkauen müssen. Das Kauen der Nahrung ist für zahlreiche Körperfunktionen wichtig. Daher sollte es Ihr oberstes Ziel sein, Ihre grünen Smoothies sinnvoll in eine insgesamt gesunde und abwechslungsreiche Ernährung zu integrieren.

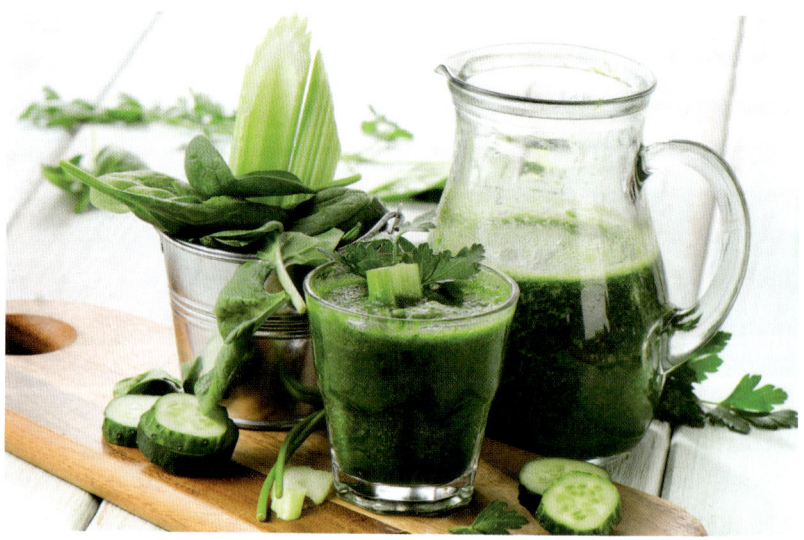

Kapitel 12

Gesunder Schlaf

Was nicht rastet und nicht ruht, tut in die Länge nicht gut.
Ovid

Wir wählen für unsere Workshops immer Orte abseits der großen Städte aus, damit unsere Teilnehmer die frische Luft genießen können. Gewöhnlich gibt es dort kein Highspeed-Internet und auch das Handy hat meistens kein Netz – was für unsere Gäste ein wahrer Segen ist. Wir verbannen Radio sowie Fernsehen und stellen stattdessen sorgsam ausgewählte DVDs und Audiotapes zur Verfügung. Außerdem achten wir darauf, dass es in der unmittelbaren Nähe vom Retreatort keine Restaurants oder Lebensmittelläden gibt. Natürlich prüfen wir auch, ob an dem von uns gewählten Ort gute Betten vorhanden sind und ob die Umgebung möglichst ruhig ist, um unseren Teilnehmern einen gesunden Schlaf zu ermöglichen.

Die meisten Menschen kennen den Unterschied zwischen gutem und schlechtem Schlaf sowie das Gefühl, das sich „am Morgen danach" einstellt. Wenn Sie schlecht schlafen, schlecht einschlafen können, nachts oft aufwachen oder Albträume haben, fühlen Sie sich am nächsten Morgen wie zerschlagen. Haben Sie zu wenig oder schlecht geschlafen, dann kommen Sie morgens kaum aus dem Bett und würden Ihren Wecker am liebsten gegen die Wand werfen. Haben Sie hingegen gut geschlafen, wachen Sie friedvoll, glücklich und energiegeladen auf. Sie sind zufrieden, fühlen sich großartig und sind gut gelaunt. Das zeigt, wie wichtig gesunder Schlaf ist!

Doch Schlaflosigkeit kann viele Gründe haben. Schon täglicher Kaffeekonsum führt häufig zu flachem, unruhigem und häufig unterbrochenem Schlaf.[33] Nach einem stressigen Tag gehen uns meist noch viele belastende Gedanken durch den Kopf. Und damit gehen wir dann zu Bett. Doch auch Bewegungsmangel, schwer verdauliches Essen, vor allem vor dem Schlafengehen, Beziehungsprobleme und Vitalstoffdefizite können zu Schlafmangel führen.

In der Nacht aber braucht Ihr Körper seine Energie, um sich zu entgiften und auf Zellebene zu reparieren. Tatsächlich ist dies die einzige Zeit, in der die Heilprozesse Ihres Körpers ungestört ablaufen können. Ist Ihnen noch nie aufgefallen, dass Sie sich morgens wacher fühlen, wenn Sie mit Kopf- oder Zahnschmerzen, Schwellungen oder Juckreiz zu Bett gegangen sind? Manchmal ist der Schmerz oder die Schwellung vom Vortag dann sogar „über Nacht verflogen". Das liegt an den natürlichen Heilungsprozessen, die ablaufen, während wir schlafen. Unglücklicherweise erfreuen sich heutzutage nur noch wenige Menschen eines gesunden, heilsamen Schlafes. Wissenschaftliche Untersuchungen haben ergeben, dass in Amerika nur 30 Prozent der arbeitenden Bevölkerung ausreichend Schlaf bekommen.[34] Eine aktuelle Studie belegt, dass 42 Prozent aller Deutschen angeben, grundsätzlich schlecht zu schlafen.[35] Zu diesem quantitativen Mangel an Schlaf kommt meist auch ein Mangel an Schlafqualität.

Leider wirkt sich beides negativ auf die natürlichen Selbstheilungskräfte unseres Körpers aus. Unsere Lebensumstände lassen sich allerdings häufig nicht ändern. Aber Sie können dafür sorgen, dass

Sie wenigstens während Ihrer 7-Tage-Detox-Kur mit grünen Smoothies ausreichend Schlaf nachholen können. Während dieser sieben Tage dürfen Sie schlafen, soviel Sie wollen. Und Ihr Körper kann sich zudem von seiner Energie raubenden Verdauungsarbeit ausruhen. Tag für Tag reinigt Ihr Körper sich selbst und scheidet immer mehr toxische Stoffe aus. Während Ihrer Entgiftungskur können sich Ihre Organe regenerieren. Und sind Ihre Organe erst einmal befreit von all den Schadstoffen, dann arbeiten sie auch effizienter. Der verbesserte Zustand Ihrer inneren Organe ist einer der Hauptgründe, weshalb unsere Retreat-Teilnehmer sich nach dem Retreat viel vitaler fühlen.

Und doch kommt es auch während der Detox-Kur vor, dass sich der Schlaf einfach nicht einstellen will. Das ist vor allem bei Menschen der Fall, deren Körper massiv mit toxischen Stoffen belastet ist. Aus diesem Grund läuft bei ihnen der Entgiftungsprozess weitaus dramatischer ab. Aber auch wenn Sie nicht schlafen können: Bleiben Sie einfach mit geschlossenen Augen im Bett liegen. Normalerweise dauert das höchstens ein bis zwei Nächte an. Danach schlafen die Betroffenen wieder bemerkenswert gut. Die folgenden Tipps können Ihnen zu einem gesunden Schlaf zu verhelfen:

- Schlafen Sie in frischer Luft, wann immer das möglich ist. Frische Luft von draußen ist reich an negativ geladenen Ionen, die einen positiven Effekt auf den Menschen ausüben – sie haben eine entspannende Wirkung und lindern Müdigkeit, Stress, Reizbarkeit, Verstimmungen sowie innere Anspannung.
- Sorgen Sie dafür, dass sich Ihr Energiefeld wieder aufladen kann. Unser Energiefeld erstreckt sich rund um unseren Körper etwa einen Meter weit in den Raum. Es umhüllt unseren Körper wie ein Ei. Dieses Energiefeld ist die Wiege, in die Sie zur Heilung gebettet sind. Nachts werden alle Schäden wieder repariert – allerdings

nur, wenn nicht neben unserem Kopf der Wecker blinkt oder der Computer läuft. Alle Elektrogeräte bauen ein eigenes elektromagnetisches Feld auf, das sie umgibt. Wenn unser Energiefeld sich mit dem eines Elektrogerätes überlagert, werden dadurch wertvolle Heilprozesse behindert. Ich persönlich schalte alle Geräte aus, wenn ich ins Bett gehe, und trage sie in einen anderen Raum. Das gilt im Übrigen auch für Kühlschränke und Mikrowellenherde, selbst wenn sie im angrenzenden Raum stehen. Die meisten können die starke Strahlung nicht abhalten.

- Schlafen Sie auf einer harten Oberfläche. Der menschliche Körper muss sich nachts ausstrecken können. Unsere Gelenke und Bänder können sich nur dann wieder dehnen und in ihrer natürlichen Form ausrichten, wenn wir auf einer harten Oberfläche liegen. Das gilt vor allem für unsere Wirbelsäule. Tagsüber ist sie immer irgendwie gekrümmt, ganz gleich, ob wir vor dem Computer sitzen, Auto fahren oder fernsehen. Dann bekommen unsere Bandscheiben nicht genügend Rückenmarksflüssigkeit und sauerstoffreiches Blut ab. Meine ganze Familie schläft am liebsten in harten Betten und im Zweifelsfall lieber im Schlafsack auf dem Boden. Wenn wir dennoch einmal gezwungen sind, in weichen Betten zu schlafen, wachen wir am Morgen danach meist mit Kopf- und Gliederschmerzen auf und fühlen uns alles andere als gut erholt.

In all den Jahren, seit ich Workshops leite, haben mir die Teilnehmer immer wieder bestätigt, dass ihr Energielevel nach der 7-Tage-Entgiftungskur mit grünen Smoothies für viele Monate konstant hoch blieb und dass sie sehr viel besser geschlafen haben.

Kapitel 13

Warum sieben Tage?

*Wie groß ist doch der Unterschied
zwischen „fast richtig" und „genau richtig".*
H. Jackson Brown, jr.

Im August 2013 leiteten meine Familie und ich unsere neunzehnte
Detox-Kur mit grünen Smoothies, dieses Mal in Kanada. Bevor wir
angefangen hatten, Entgiftungskuren mit grünen Smoothies durchzuführen, haben wir Workshops zu vielen anderen Themen angeboten:
über rohköstliches Fasten, Saftfasten, Wasserfasten, aber auch
Retreats mit spirituellem Hintergrund. Manchmal handelte es sich
dabei um Wochenendkurse, dann wieder dauerten sie zwei, drei, vier
oder fünf Tage. Im Laufe der Zeit zeigte sich immer deutlicher, dass
zwei, drei, vier, ja sogar fünf Tage einfach nicht ausreichend waren.
Dies war hauptsächlich durch den Entgiftungsprozess selbst bedingt.
Wenn wir eine nur vier- oder fünftägige Kur anboten, verließen die
Teilnehmer den geschützten Raum, als der Entgiftungsprozess gerade
am Höhepunkt angelangt war. Sie fuhren zum Teil mit Kopfschmerzen,
Fieber, Übelkeit oder anderen Beschwerden nach Hause. Das war für
uns natürlich sehr entmutigend. Bei den siebentägigen Kuren hingegen
hatten die meisten Menschen gerade den ersten Zyklus der Entgiftung

hinter sich und fühlten sich sehr viel besser. Fast alle hatten tiefe Einsichten gewonnen und neue Entdeckungen an sich selbst gemacht. Und es ging ja nicht nur um ihre eigene Heilung: Die Teilnehmer erlebten hautnah mit, wie dreißig bis vierzig andere Menschen geheilt wurden, mitunter von sehr langwierigen Erkrankungen.

Nun fragen Sie sich vermutlich, ob es dann nicht besser wäre, für die Detox-Kur gleich mehr als nur sieben Tage einzuplanen. Ich persönlich kann Ihnen das nicht empfehlen, weil die tägliche Ernährung mit Smoothies dann allmählich anfängt, zur Routine zu werden und damit mitunter langweilig. Manchmal beschließen Teilnehmer, die Detox-Kur in Eigenregie fortzusetzen, z. B. wenn ihr Entgiftungsprozess noch nicht abgeschlossen ist, sie sich aber trotzdem wohlfühlen. Wenn sie das Gefühl haben, es auch länger durchzuhalten, dann ist es in Ordnung, sich zwei, drei oder auch vier Wochen lang nur von grünen Smoothies zu ernähren. Mein Freund Clent M. hat ein Jahr lang nur von grünen Smoothies gelebt, nachdem er erfahren hatte, er habe nur noch zwei Wochen zu leben. Seine Geschichte finden Sie in meinem 2010 veröffentlichten Buch *Grüne Smoothies* (siehe „Literaturempfehlungen", Seite 171 ff.).

Sieben Tage sind zudem das Zeitmaß der Natur. Der Mondzyklus dauert achtundzwanzig Tage und eine Woche ist ein Viertel des Mondzyklus. Diese Tatsache findet in vielen religiösen und philosophischen Traditionen Beachtung. Und jeder dieser sieben Tage bringt neue Herausforderungen für die Retreat-Teilnehmer mit sich.

Am ersten Tag ist jeder noch ganz aufgeregt, doch gleichzeitig haben alle Bammel vor dem, was auf sie zukommt. Die Verbindung zur Arbeit, zu Familie und Außenwelt ist noch sehr stark: Die Teilnehmer telefonieren und mailen noch oft. Das Ausscheren aus dem gewohnten Lebensrhythmus und das Eintauchen in den langsameren Takt der Heilung ist für alle zunächst etwas beängstigend.

Aus diesem Grund schenken wir unseren Teilnehmern in dieser Zeit unsere maximale Aufmerksamkeit. Wir verwöhnen sie mit köstlichen grünen Smoothies, stellen ihnen inspirierende Bücher zur Verfügung und organisieren spannende Unterhaltung wie Livemusik oder motivierende Dokumentarfilme.

Am zweiten Tag wachen die meisten Teilnehmer mit Kopfschmerzen und verstopfter Nase auf. Dann folgt meist die große Enttäuschung, eventuell kommt sogar Panik auf. Um unsere Teilnehmer zu beruhigen, erklären wir ihnen in Vorträgen, wie wichtig der Entgiftungsprozess ist, und bitten sie, die Symptome der Detoxifikation als gutes Zeichen zu begrüßen. Am Ende des zweiten Tages weisen gut zwei Drittel der Teilnehmer Entgiftungssymptome auf.

Der dritte Tag ist für die meisten Teilnehmer der härteste der ganzen Woche. Das ist nur zu verständlich, denn die Leute sind hungrig, fühlen sich krank sowie manchmal auch ziemlich erschöpft und niedergeschlagen. An diesem Tag machen wir Zweiergespräche mit allen Teilnehmern. Wir hören ihnen aufmerksam zu, wenn sie ihr Leid klagen, und erklären ihnen, wieso all die Unannehmlichkeiten trotzdem gut für sie sind. Solch ein Retreat ist eine unschätzbare Gelegenheit, den eigenen Körper bei der Heilung zu beobachten. Jeder einzelne Schritt des Entgiftungsprozesses führt den Körper in seine natürliche Homöostase, ins dynamische Gleichgewicht, zurück. An diesem Punkt ist es von entscheidender Bedeutung, sich dieser Lernerfahrung nicht zu verschließen, sondern ganz bewusst alles zu wahrzunehmen, was im Organismus geschieht. An diesem Tag bitten wir unsere Teilnehmer, andere an ihren Erfahrungen teilhaben zu lassen und diese in einem Tagebuch festzuhalten.

Auch der vierte Tag ist für manche Menschen noch hart, allerdings gibt es dann in der Gruppe meist schon einige, die den Höhepunkt des Entgiftungsprozesses schon hinter sich haben. Diese sitzen dann mit breitem Lächeln beim Grüne-Smoothies-Frühstück und verkünden: „Ich fühle mich einfach bombig!" Oder: „Ich glaube, mir ist es in meinem Leben noch nie so gut gegangen." Manchmal gibt es aber auch Botschaften wie diese: „Ich glaube, das taube Gefühl in meinen Zehen ist jetzt weg. Und das hatte ich seit mehr als zehn Jahren." Und: „Ich habe überhaupt keine Lust mehr auf Zigaretten." Andere sagen wiederum, sie hätten in ihrem ganzen Leben noch nie so gut geschlafen. Und so weiter. An diesem Tag bieten wir den Teilnehmern deutlich mehr Sport an und sorgen dafür, dass die Gruppen sich intensiv mit weiteren Informationen zum Entgiftungsprozess sowie zu grünen Smoothies beschäftigen.

Am fünften Tag verspüren die meisten Teilnehmer eine deutliche Verbesserung. Sie haben zwar immer noch leichte Entgiftungssymptome, merken aber, dass sie sich besser fühlen, was sich auch beim Blick in den Spiegel bemerkbar macht. Jeder spürt, dass er mehr Energie hat und klarer denken kann, dass er besser sieht und sich besser konzentrieren kann. Der fünfte Tag ist der beste Tag fürs Lernen. Daher ermutigen wir unsere Gäste, mehr zu lesen, zu den Vorträgen zu gehen und sich so viel wie möglich körperlich zu bewegen. Der Austausch mit anderen Teilnehmern ermöglicht ihnen die Anteilnahme an einzigartigen, individuellen Erfahrungen.

Am sechsten Tag geht es dem Großteil der Gäste noch besser. Tatsächlich hört man dann von vielen, dass sie sich seit ihrer Jugend nicht mehr so fit gefühlt haben. Deshalb fangen sie dann auch an, mehr und mehr Fragen zu stellen. Sie wollen mehr über den Entgiftungsvorgang wissen, damit sie ihr Wissen mit anderen Menschen teilen können. Die meisten unserer Teilnehmer sind an diesem Tag glücklich und fühlen sich inspiriert.

Der siebte Tag ist in der Regel durchweg von Glück und Liebe erfüllt. Die meisten Teilnehmer erleben einen wahren Durchbruch.

Sie fühlen sich wie Helden: „Ich habe es geschafft! Ich glaube, dass mein Körper mich heilen kann!" Und sie sind dankbar für diese außergewöhnliche Erfahrung. Sie spüren, dass der Hunger verflogen ist, nehmen weniger Smoothies zu sich und fühlen sich trotzdem satt. Diese Beobachtung ist wichtig, denn viele Menschen kommen zu einer Detox-Kur mit grünen Smoothies in erwartungsvoller Angst, die Ernährungsumstellung nicht zu schaffen. Im Gegensatz zu ihrer Erwartungshaltung haben sich die meisten Teilnehmer in den sieben Tagen jedoch gut an die gesunde Ernährung gewöhnt. Der Körper stellt sich um und sie verspüren ein regelrechtes Verlangen nach gesunder Nahrung. Diese Menschen haben erkannt: „Ich kann das schaffen!" Und das ist mehr, als sie ursprünglich erwartet haben.

Ich habe diese Stationen und Erfahrungen während des Entgiftungsprozesses zusammengetragen, um Ihnen ans Herz zu legen, Ihr Detox-Retreat mit grünen Smoothies sieben Tage lang durchzuführen – denn de facto können Sie nicht auf einen einzigen dieser sieben Tage verzichten.

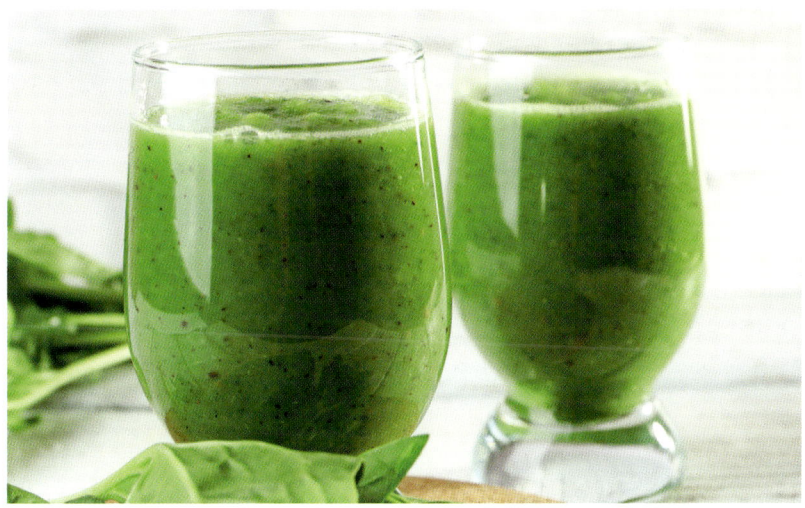

Kapitel 14

Ihr Detox-Tagesplan

Was mit Planung beginnt, führt schließlich zum Erfolg.
Amit Kalantri

Sie haben sich entschlossen, eine 7-Tage-Detox-Kur mit grünen Smoothies durchzuführen. Ich rate Ihnen, bereits einige Tage vor Beginn Ihres Retreats mit der Planung zu beginnen, denn wenn Sie sich erst einmal aus dem Alltag zurückgezogen haben, sollten Sie Ihr Allerheiligstes nicht mehr verlassen – vor allem dann nicht, wenn es sich um irgendwelche Kleinigkeiten handelt, die Sie vergessen oder übersehen haben.

Erstellen Sie am besten zuerst für jeden einzelnen Tag eine Art Stundenplan, der beispielsweise so aussehen könnte:

6.00 Uhr – Guten Morgen!
6.15 Uhr – Yoga-Übungen oder ein anderes Morgenritual
7.00 Uhr – Bereiten Sie sich Ihren ersten grünen Smoothie zum Frühstück vor.
7.30 Uhr – Frühstück
8.15 Uhr – Machen Sie einen Spaziergang in der Natur.

9.00 Uhr – Lesen Sie ein Kapitel aus einem Buch über Gesundheit oder Entgiftung vor und reden Sie mit anderen Gruppenmitgliedern darüber.

11.00 Uhr – Gehen Sie spazieren oder verschaffen Sie sich auf andere Weise Bewegung.

11.30 Uhr – Bereiten Sie den grünen Smoothie für das Mittagessen zu.

12.00 Uhr – Mittagessen

13.00 Uhr – freie Zeit zur eigenen Verfügung

14.00 Uhr – Sehen Sie sich gemeinsam mit Ihrer Gruppe ein Video an und tauschen Sie sich darüber aus.

15.30 Uhr – Bereiten Sie den grünen Smoothie für den Nachmittag zu.

16.00 Uhr – Genießen Sie Ihren Smoothie!

17.00 Uhr – Machen Sie Atemübungen.

17.30 Uhr – freie Zeit zur eigenen Verfügung

18.30 Uhr – Bereiten Sie den grünen Smoothie für das Abendessen zu.

19.00 Uhr – Abendessen

19.30 Uhr – Sehen Sie sich eine schöne Komödie auf DVD an.

21.00 Uhr – Machen Sie Ihren Abendspaziergang.

21.30 Uhr – Gute Nacht!

Natürlich können Sie diesen Tagesplan ganz an Ihre eigenen Bedürfnisse anpassen.

Auf jeden Fall sollten Sie körperliche Bewegung zwei- bis dreimal am Tag einplanen. Sie müssen nicht im Bett liegen, um Energie zu sparen. Ganz im Gegenteil: Regen Sie Ihr Lymphsystem an, damit Ihr Organismus besser entschlacken kann. Sicherlich werden Sie sich manchmal müde oder abgeschlagen fühlen und keine Lust auf Bewegung haben. Diese Phase können Sie überwinden, indem Sie langsames Gehen praktizieren. Schon nach wenigen Minuten beginnt Ihre Lymphflüssigkeit, durch den Körper zu strömen. Dann fühlen Sie sich schnell energiegeladener und insgesamt viel wohler. Natürlich sind auch hier Ausnahmen gestattet und Sie dürfen auch mal im Bett bleiben. Doch wenn Sie wirklich versuchen regelmäßige Bewegung in Ihren Tagesablauf einzubauen, werden Sie schnell verstehen, was ich meine.

Sie können Ihre Zeit frei mit Meditation, Singen, Tanzen oder Musik hören gestalten, aber auch ein Nickerchen machen oder nach Lust und Laune herumtrödeln. Ich würde Ihnen allerdings empfehlen, den Fernseher während Ihres Detox-Retreats aus Ihrer Wohnung oder Ihrem Haus zu verbannen, denn er kann Ihre Konzentration auf Heilung und Entgiftung sowie Ihr Auftanken mit frischer Energie empfindlich stören.

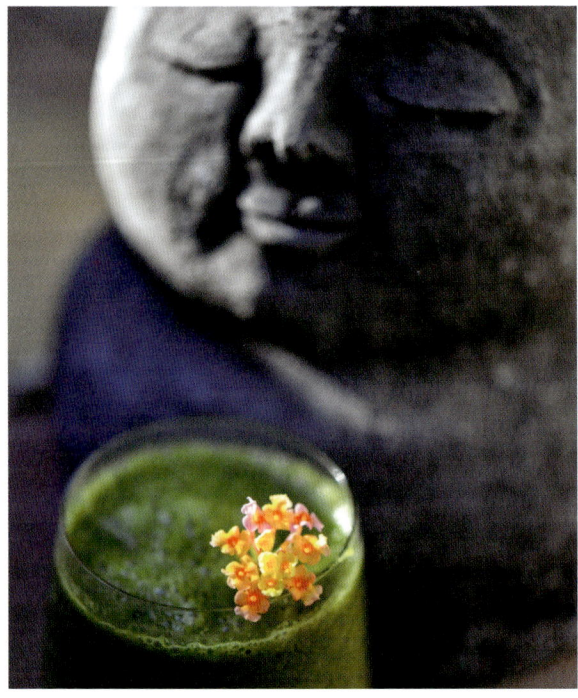

Kapitel 15

Führen Sie Tagebuch oder bloggen Sie

Führe ein Tagebuch, und eines Tages wird es dich führen.
Mae West

Ich möchte Sie bitten, während Ihrer 7-Tage-Entgiftungskur Tagebuch zu führen. (Ich persönlich verwende Spiralhefte dafür.) Ihr Tagebuch ist Ihr engster Freund und Gefährte, dem Sie selbst Ihre intimsten Gedanken anvertrauen können. Tagebuch zu führen wird Ihnen zudem helfen, die Entgiftungsreaktionen Ihres Körpers besser zu meistern. Wenn Sie sich matt und krank fühlen, nehmen Sie Ihr Tagebuch zur Hand, in dem Sie alle Fortschritte festgehalten haben. Damit aktivieren Sie Ihre Verbindung zur inneren Heilung. Wenn Sie später eine zweite Detox-Kur machen wollen, können Sie vor Beginn das Tagebuch von Ihrem ersten Retreat lesen, das Sie mit grünen Smoothies gemacht haben. Auch für die Vorbereitung eines eigenen Buches oder eines Beitrags in einem Blog kann das Tagebuch eine wertvolle Hilfe sein. Aus Ihren Aufzeichnungen können Sie eine inspirierende Geschichte entwickeln. Außerdem werden Sie nie erfahren, wie sinnvoll und hilfreich ein Tagebuch sein kann, wenn Sie es nicht ausprobieren!

In Ihrem Tagebuch können Sie zudem Ihre Maße und Ihr Gewicht festhalten. Kontrollieren Sie mit Maßband und Waage folgende Werte und notieren Sie sie:

Umfang:	Hüfte
rechter Oberarm	rechter Oberschenkel
linker Oberarm	linker Oberschenkel
Hals	rechte Wade
Brust	linke Wade
Taille	*Gewicht in Kilogramm:*

Achten Sie darauf, immer an denselben Körperstellen zu messen. Beim ersten Mal dauert diese Prozedur vielleicht noch etwas länger, doch mit der Zeit wird sie Ihnen ganz flott von der Hand gehen. Sie können auch jemand anderen bitten, bei Ihnen Maß zu nehmen. Und messen Sie immer zur selben Zeit, am besten gleich morgens nach dem Aufstehen, dann haben Sie zuverlässige Vergleichswerte. Die eigenen Körpermaße im Blick zu haben wird Ihnen bald eine wertvolle Unterstützung sein. Vor allem wenn Ihre Motivation gegen Null zu gehen droht und die Versuchung, die Entgiftungskur abzubrechen, immer größer wird.

Notieren Sie in Ihrem Tagebuch bzw. Blog die Rezepte Ihrer Lieblingssmoothies, die können Sie dann an Freunde weitergeben.

Statt eines Tagebuchs können Sie natürlich auch einen Blog führen. Das ist zwar weniger persönlich, weil Sie ihn ja potenziell mit unzähligen Lesern teilen. Doch haben Sie sich nicht selbst schon einmal inspiriert gefühlt, wenn Sie in den Blogs anderer Leute herumgestöbert haben? Außerdem hat ein Blog den Vorteil, dass er nicht verloren gehen kann. Und vielleicht bringen die Kommentare anderer Menschen zu dem, was Sie schreiben, Sie persönlich auch wieder ein Stück weiter. Was mir an meinem Blog gefällt, ist die Tatsache, dass ich zwar nur ein- bis zweimal pro Woche einen Beitrag verfasse, doch mit der Zeit sammelt sich trotzdem ganz schön viel Text an. Daher schaue ich mir immer wieder meine Beiträge an, besonders, wenn jemand wissen will, wie ich zu dem einen oder anderen Thema stehe.

Heutzutage gibt es allerlei schicke technische Spielereien. So können Sie beispielsweise einen Videoblog oder ein Podcast erstellen. Stellen Sie einen eigenen kleinen Film zusammen, auf dem Sie täglich von Ihren Erfahrungen mit der 7-Tage-Entgiftungskur berichten. Oder interviewen Sie andere Mitglieder Ihrer Gruppe. All diese Möglichkeiten bieten Ihnen und anderen Menschen attraktive Formen des Lernens, denn wie sagte schon Aristoteles: „Zu lehren ist die schönste Form der Einsicht." Darüber hinaus ist das Erstellen eines Videoblogs eine kurzweilige Beschäftigung, die Ihre Detox-Kur zu einem spannenden Projekt werden lässt.

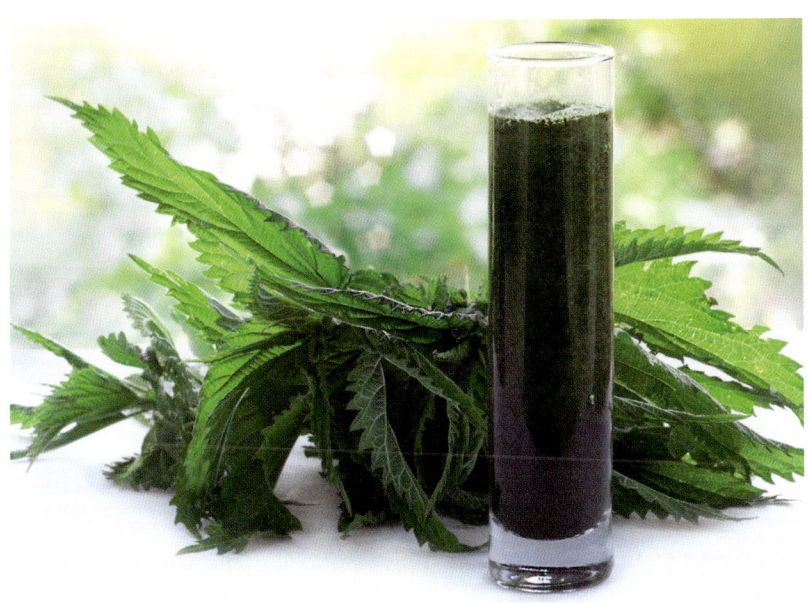

Kapitel 16

Unterstützung ist wichtig!

Allein bringen wir so wenig zustande und gemeinsam so viel.
Helen Keller

Das Detox-Retreat nicht allein, sondern zusammen mit anderen zu machen, bringt uns nicht nur psychologische Unterstützung: Wir haben zudem auch Hilfe beim Mixen, Saubermachen, Einkaufen und anderen anfallenden Verrichtungen.

Natürlich können Sie Ihre 7-Tage-Entgiftungskur auch allein planen und durchführen. Ich habe das schon oft getan, und viele andere Menschen ebenfalls. Doch die gemeinschaftliche Erfahrung ist ein sicherer Garant dafür, dass wir den inneren Reinigungsprozess auch wirklich bis zum Ende durchstehen. Robert und Mary N., die an einem unserer Workshops teilgenommen haben, schreiben dazu:

An den ersten beiden Tagen hatten die meisten Teilnehmer mit Entgiftungserscheinungen zu kämpfen, doch nur drei oder vier Tage später ging es uns allen blendend. Die anderen Teilnehmer veränderten sich in dieser Zeit genauso wie wir selbst. Sie alle wirkten zunehmend gesünder, energiegeladener und ausgeglichener. Es war erstaunlich zu sehen, wie das, was wir empfanden, sich in den Gesichtern der anderen widerspiegelte. Alle Teilnehmer öffneten sich und ließen die anderen Tag für Tag an ihren persönlichen Erfahrungen teilhaben. Wir verspürten die Gewissheit, dass sich unsere Gesundheit mit jedem neuen Tag und jedem Glas dieser wunderbar heilsamen Smoothies verbesserte.

Wenn Sie allein entgiften, kann es durchaus passieren, dass Sie am zweiten oder dritten Tag aufgeben, wenn sich die ersten Entgiftungssymptome und damit auch erste Zweifel einstellen. In einer Gruppe kostet es Sie jedoch viel mehr Überwindung, einfach mittendrin aufzuhören.

Wenn in meiner Familie jemand verlauten lässt, er wolle ein bis zwei Tage lang fasten, findet sich meistens jemand, der mitmacht, und sei es auch nur zur Unterstützung. Als ich kürzlich meine persönliche Entgiftungskur mit grünen Smoothies machte, schlossen sich mehrere Familienmitglieder, darunter mein in Kanada lebender Bruder und sein Sohn, spontan für ein oder zwei Tage an, als ich meine schwierige Phase durchlebte. Durch ihre Unterstützung hatte ich plötzlich jemanden, mit dem ich über meinen Heilungsprozess reden konnte. Dank der Solidarität meiner Familie gelang es mir, mich achtzehn Tage lang nur von grünen Smoothies zu ernähren. Und gleichzeitig machte es mich glücklich, dass ich Menschen, die mir lieb und teuer sind, dazu inspirieren konnte, ein kurzes Smoothie-Fasten einzulegen.

Mir ist aufgefallen, dass sich Menschen, die eine Entgiftungskur machen, geradezu mit Vergnügen bis ins kleinste Detail über ihre Körperfunktionen austauschen und über ihre körperlichen Empfindungen, Schwierigkeiten, Sorgen und Erfolge sprechen wollen. Nicht fastenden Zeitgenossen kann dies jedoch ziemlich schnell auf die

Nerven gehen. Sie reagieren darauf oft gelangweilt oder manchmal auch gereizt. Vielleicht würden sie auch gern die Vorzüge des Fastens genießen? Aus diesem Grund empfehlen wir unseren Gästen, während des Retreats nicht zu oft zu Hause anzurufen, um ihre persönlichen Erfahrungen mit der Familie zu teilen, was nicht immer leicht ist. Einige Angehörige unserer Teilnehmer haben mir mehrfach mitgeteilt, dass sie manche der Dinge, die sie am Telefon zu hören bekommen, durchaus irritierend, besorgniserregend oder gar abstoßend finden.

Es erleichtert zudem die Zubereitung der Smoothies, wenn Sie das Retreat in der Gruppe durchführen. Die Arbeit bleibt ja mehr oder weniger die gleiche, ob Sie nun Smoothies für eine oder für drei Personen zubereiten. Sie putzen vielleicht etwas mehr Obst und Gemüse, aber der Vorgang des Mixens bleibt auch bei größeren Mengen gleich. Bei einem gemeinsamen Retreat können Sie sich außerdem im Laufe des Tages beim Smoothie-Zubereiten abwechseln. Ich möchte Ihnen wirklich ans Herz legen, viermal am Tag einen frischen Smoothie zu machen und dabei jeweils andere Zutaten zu verwenden. Auf diese Weise halten Sie Ihre Geschmacksknospen bei Laune, was die Stimmung enorm hebt. Und Sie schlagen obendrein der Langeweile ein Schnippchen.

In meiner Familie macht meine Tochter Valya die leckersten grünen Puddingspeisen, mein Sohn Sergei ist Spezialist für herzhafte grüne Suppen und ich bin die Spezialistin für sehr grüne Smoothies. Da wir in der Küche immer mit mehreren Helfern arbeiten, bitten wir diese vor jedem Retreat, verschiedene Smoothies zuzubereiten. Dann entscheiden wir gemeinsam, wer am besten was macht. Da Sergei ein Frühaufsteher ist und am liebsten den ersten Smoothie des Tages zubereitet, kommt er schon am frühen Morgen in die Küche, legt gute Musik auf und macht die erste Riesenladung Smoothies. Dagmar, die mir bei Workshops in Schweden zur Hand geht, ist hingegen gern die Letzte in der Küche, und so macht sie immer den letzten Smoothie am Tag. Manchen Menschen ist es lieber, wenn sie einen Smoothie allein zubereiten, andere arbeiten dabei gern zu zweit, um ein bisschen plaudern zu können. Wir versuchen immer, die Arbeit so aufzuteilen, dass jeder zufrieden ist. Unser Küchenteam bei den Retreats besteht gewöhnlich aus Menschen mit den unterschiedlichsten Vorlieben: Der eine putzt gern das Gemüse, die andere mixt lieber. Und glücklicherweise gibt es auch immer jemanden, der gern auf seine höchstpersönliche Weise aufräumt.

Wenn Sie sich auf den Heilungsprozess voll und ganz konzentrieren wollen und Ihr Budget dies zulässt, können Sie auch jemanden bezahlen, der die Smoothies für Sie zubereitet und hinterher alles sauber macht. Auf jeden Fall ermöglicht Ihnen ein gemeinsames Retreat, alle Zutaten in größeren Mengen einzukaufen. Dabei sparen Sie nicht nur Geld, sondern schonen auch die Umwelt. Investieren Sie das Gesparte in leckere Zutaten, um Ihre Entgiftungskur mit grünen Smoothies noch schmackhafter zu machen.

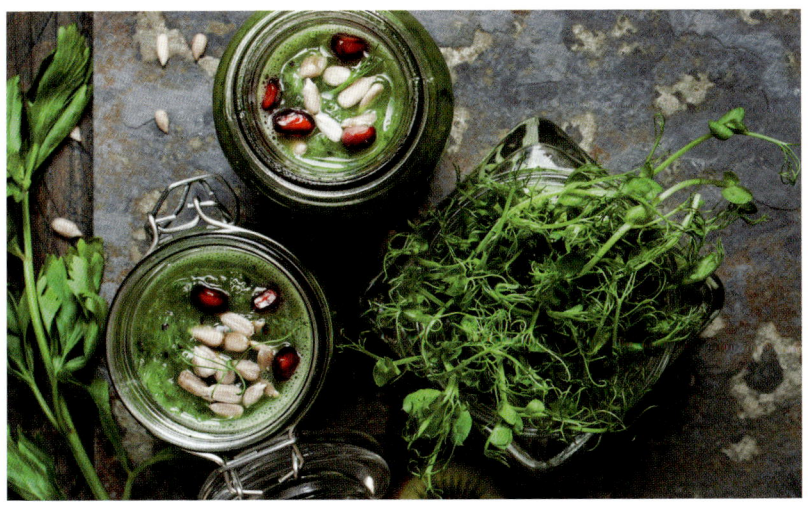

Kapitel 17

Was Sie für Ihr Retreat brauchen

Geben Sie jetzt Ihr Geld lieber für gesunde Produkte
vom Bio-Bauernhof aus oder später für die Arztrechnung.
Anonym

Besprechen Sie vorher, was Sie einkaufen wollen, wenn Sie Ihre Entgiftungskur zusammen mit anderen machen wollen. Vielleicht kennen
die anderen Teilnehmer des Retreats gute Quellen für den Kauf des
einen oder anderen Produkts – beim Gärtner in der Nachbarschaft,
über Freunde, in Bauernhofläden – oder sind Mitglied eines regionalen
Erzeugerverbands bzw. beziehen eine Ökokiste. Idealerweise sollten
Sie die Zutaten für Ihre Smoothies alle zwei Tage frisch kaufen. Viele
können Sie schon etwa eine Woche im Voraus besorgen. Die folgende
kurze Liste enthält alle Zutaten, die Sie brauchen werden:

Grünes Blattgemüse

grüner Salat	Mizunasalat	rotblättrige Salatsorten
Grünkohl	Pak Choi	Rucola
Löwenzahnblätter	Palmkohl	Spinat
Mangold	Romanasalat	Tatsoisalat

Kräuter

Basilikum	Minze	Sonnenblumensprossen
Koriandergrün	Petersilie	

Obst und Gemüse

Äpfel	Kakis	Pfirsiche
Aprikosen	Kiwis	Pflaumen
Ananas	Mangos	Salatgurken
Bananen	Melonen	Tomaten
Beeren (in großer Auswahl)	Orangen	Wassermelonen
Birnen	Papayas	Zitronen

Samen und anderes

Chiasamen	Dulseflocken (Algen)
Datteln	Flohsamenschalen

Wählen Sie möglichst immer Produkte in bester Qualität aus. Schließlich wissen Sie ja mittlerweile, dass Vitalstoffmangel zu den zwei grundlegenden Krankheitsursachen gehört. Diese Detox-Kur wird Ihren Körper rundum mit Vitalstoffen versorgen. Während Ihr Organismus entgiftet, steigt seine Aufnahmebereitschaft für Vitalstoffe. Selbst wenn Sie für die beste Qualität das Doppelte zahlen müssen, ist es meiner Ansicht nach „die Sache wert". Zudem sollten Sie auch Löwenzahnblätter, Sauerampfer und andere Wildgemüse in Ihre Ernährung mit einbeziehen. Den höchsten Vitalstoffgehalt finden Sie bei Jungpflanzen mit kleinen Blättern. Beim Einkauf von Obst und Gemüse auf Qualität zu achten ist Ihre beste Krankenversicherung.

Wasser

Im Jahr 2013 habe ich jene Regionen auf der Welt besucht, in denen die meisten Hundertjährigen leben. Wir haben an jedem Ort Wasserproben genommen und diese in einem Labor untersuchen lassen. Dabei hat sich herausgestellt, dass das Wasser, das diese Menschen trinken, einen sehr niedrigen Kalziumgehalt hat. Es enthielt weniger als 12 Milligramm Kalzium pro Liter. Daher habe ich sofort nach meiner Rückkehr in die USA einen Wasserdestillierer gekauft. Mittlerweile nehme ich nur noch gereinigtes Wasser zu mir, weil auch ich über hundert Jahre alt werden möchte. Wenn Sie die Möglichkeit haben, Ihr Wasser selbst zu reinigen, möchte ich Ihnen das wirklich ans Herz legen. Wenn nicht, verwenden Sie das reinste Wasser, das Sie finden können. Bei unseren Retreats bieten wir auch Zitronenwasser an: 1 bis 2 Esslöffel Zitronen- oder Limettensaft auf 1 Liter Wasser reichen aus. Zitronen und Limetten enthalten einen einzigartigen Flavonoid-Cocktail mit anti-oxidativer und anti-karzinogener Wirkung. Zudem macht Zitronensaft die Lymphe flüssiger, was wiederum dazu beiträgt, dass Schadstoffe schneller aus dem Körper geschwemmt werden können. Doch vor allem wird dabei Kalzium ausgeleitet, was die Entgiftungssymptome deutlich abmildert.

Ich glaube nicht, dass Sie alle nötigen Zutaten für die ganze Woche im Voraus kaufen sollten, denn viele davon bleiben nicht so lange frisch. Während unserer einwöchigen Workshops lassen wir uns gewöhnlich drei- bis viermal Obst und Gemüse liefern. Und so kalkulieren Sie die Mengen für Ihre Retreatwoche:

- Stellen Sie zunächst fest, wie viel Obst und Blattgemüse Sie für einen Liter grüne Smoothies brauchen.
- Nehmen Sie diese Menge dann mal vier, dann haben Sie den Tagesbedarf für eine Person.

- Multiplizieren Sie diesen mit der Anzahl der Teilnehmer.
- Diese Zahl, multipliziert mit sieben, ergibt die für die ganze Gruppe erforderliche Menge an Obst und Gemüse für eine Woche.

Kaufen Sie im Naturkostladen Ihres Wohnorts ein, sparen Sie nicht an der Qualität. Müssen Sie hingegen aufs Geld achten, dann gibt es auch hier Möglichkeiten:

- Bestellen Sie alles in größeren Mengen zum Großhandelspreis.
- Kaufen Sie direkt beim Bauern.
- Ernten Sie selbst auf den Feldern.
- Informieren Sie sich gründlich über Wildpflanzen und sammeln Sie diese selbst.
- Sprechen Sie mit Nachbarn, die einen Garten haben und ihr Obst und Gemüse selbst nicht komplett verbrauchen.

In vielen Läden können Sie Obst und Gemüse kistenweise kaufen und sparen dabei 10 bis 30 Prozent. Wenn Sie nicht alle Zutaten in so großen Mengen erwerben wollen, sollten Sie für ein einwöchiges Retreat eine Kiste Bananen und eine mit Äpfeln kaufen.

Als mein Sohn Sergei noch ein Teenager war, zog er Sprossen und andere Produkte für die Naturkostläden in der Gegend. Die Läden verkauften die Sachen dann um 30 bis 40 Prozent teurer weiter. Dasselbe gilt für Sie und Ihren Einkauf bei den Bauern in Ihrer Umgebung: Wenn Sie großen Mengen direkt beim Erzeuger kaufen, können Sie gegenüber den Ladenpreisen 30 bis 40 Prozent sparen. Und obendrein bekommen Sie auch noch die frischeste Ware.

Eine gemeinsame Ernte auf dem Biobauernhof ist ein Spaß für die ganze Familie. Sie bringen Messer und Eimer mit und los geht's. In einer Stunde sammele ich gut und gern einen Eimer Erdbeeren, einen Korb Heidelbeeren oder mehrere Eimer Birnen in bester Qualität. Und ich bezahle dafür weit weniger als üblich.

Meine Familie kauft vom Frühjahr bis in den Herbst fast nie grünes Blattgemüse im Laden, weil wir Löwenzahn, Gänsefuß, Vogelmiere, Portulak und Brennnesseln im Hinterhof bzw. im Garten ernten. Ich liebe mein Wildgemüse und ziehe es in Smoothies jeder kultivierten Nutzpflanze vor. Die meisten Nutzpflanzen haben mittlerweile ihre Bitteraromen verloren und damit auch einiges an Nährwert. Wenn Sie mehr über Wildpflanzen wissen wollen, können Sie sich z. B. in den Büchern von Gabriele Bräutigam oder Marie-Claude Paume informieren. Im Anhang finden Sie zudem weitere Titel zu diesem Thema (siehe „Literaturempfehlungen", Seite 171 ff.).

Obwohl es mittlerweile eher unüblich ist, sich mit den Nachbarn zu unterhalten, kann ich Ihnen nur dazu raten. Ich bin schon mehrfach umgezogen und habe immer wieder dieselbe Erfahrung gemacht: Wenn ich spazieren gehe, stoße ich stets auf irgendeinen Garten, in dem Obstbäume und Sträucher stehen, die nicht abgeerntet werden. Im Sommer liegen dort die Johannisbeeren am Boden, im Herbst sind es reife Zwetschgen oder Birnen. Wenn ich mit den Gartenbesitzern sprach, waren diese immer sehr erfreut zu hören, dass ich an ihren Früchten Interesse hatte. Häufig waren es ältere Menschen, die diese Bäume einst gepflanzt hatten, nun aber nicht mehr genug Energie oder auch Zeit zum Abernten hatten. Und so kam ich an reife Äpfel, Kirschen und Birnen, die köstlicher waren als alles, was es – grün geerntet – im Supermarkt gab. Dafür bringe ich meinen „Lieferanten" dann gern eine Flasche grünen Smoothie vorbei oder einen Obstsalat bzw. eines meiner Bücher. Und die Besitzer sind damit dann genauso glücklich wie ich mit dem Obst.

Lassen Sie Ihrer Kreativität freien Lauf, wenn es um die Finanzierung Ihres Projekts geht. Beispielsweise habe ich mit meiner Freundin einmal eine einwöchige Saftfastenkur gemacht. Peggy hatte die Hütte, die wir zu diesem Zweck gemietet hatten, mit ihrer neuen Kreditkarte bezahlt, für die sie eine Prämie erhielt. Dadurch reduzierten sich die Kosten für die Miete um die Hälfte. Und ich übernahm die Ausgaben für das Obst und Gemüse. An einem anderen Retreat nahm ein junger Mann teil, der die Kosten dafür zwar nicht aufbringen konnte, sich aber als anerkannter Wildkräuterspezialist vor Ort um unsere Versorgung mit Wildpflanzen kümmerte. Er stand jeden Morgen zwei Stunden früher auf und brachte uns jeweils zwei Eimer voll frisch gepflückter Wildkräuter. Jeder in der Gruppe war ihm dankbar dafür.

Wenn Sie Ihre Ware bestellt haben, sollten Sie auch Vorab planen, an welchen Tagen sie jeweils gebraucht wird. Sie und Ihre Gäste sollten den für die Detox-Kur ausgewählten Schutzraum während des Retreats nicht verlassen, ganz gleich, ob Sie nun in einem Ferienhaus, in Ihren eigenen vier Wänden oder am Strand entgiften. All die Versuchungen, die Ihnen außerhalb dieses geschützten Ortes begegnen könnten, sind vielleicht doch zu verführerisch. Außerdem stellt sich wie bei jeder anderen gemeinsamen Unternehmung auch während solch einer Kur eine bestimmte Gruppendynamik ein und der kleine Ausflug stört gewöhnlich die gute Stimmung. Die Außenwelt hat uns in der Regel schnell im Griff, sodass wir wieder anfangen, uns über Arbeit, Politik, Beziehungen etc. Gedanken zu machen. Dadurch wird das Wiedereintauchen in die heilsame Atmosphäre jedoch erschwert. Bitten Sie daher Ihre Angehörigen oder Freunde, Ihnen bei der Lieferung behilflich zu sein. Oder Sie fragen gezielt nach, ob der Einkauf nicht zugestellt werden kann. Die meisten Läden sind bei größeren Einkäufen sehr kooperativ.

Kapitel 18

Tipps für Ihre Küchenausstattung

Tatsächlich ist es die richtige Ausstattung, die darüber entscheidet, was Sie aus einer Sache machen können.
Marianne Faithful

Natürlich brauchen Sie noch andere Küchenhelfer:

- einen leistungsfähigen Mixer, Messer und Sparschäler
- große Schüsseln, Krüge, luftdicht verschließbare Glasbehälter und Trinkgläser
- Schneidbretter sowie eine Arbeitsfläche in einer angenehmen Höhe
- Zitronenpresse für Zitronenwasser und Saft für die Smoothies
- biologisch abbaubare Putzmittel
- viel Platz im Kühlschrank
- einen Eimer für die Bio-Abfälle
- eine Blumenvase (nach Wunsch)

Ein leistungsfähiger Mixer

Am besten geeignet ist ein Hochleistungsmixer mit 37.000 Umdrehungen (siehe dazu den Abschnitt „Anbieter für Mixer" im Anhang,

Seite 172). Wenn Sie selbst keinen besitzen, sollten Sie versuchen, sich einen von Freunden oder Bekannten zu leihen.

Messer und Sparschäler

Wir verwenden meist zwei bis drei kleine Messer fürs Putzen von Obst und Gemüse sowie zusätzlich ein mittelgroßes oder großes zum Kleinschneiden von größeren Früchten, wie z. B. Melonen, und grünem Blattgemüse. Mit dem Sparschäler können Sie Mangos schälen.

Große Schüsseln für die Zutaten

Sie brauchen 4 bis 5 große Schüsseln (mit jeweils 7 bis 12 Litern Fassungsvermögen), in denen Sie Obst und Gemüse waschen und aufbewahren können. Ich nehme am liebsten Edelstahlschüsseln, aber wir haben bei unseren Workshops auch schon Glas- oder Plastikschüsseln ausprobiert. Geeignete Schüsseln in dieser Größe finden Sie in jedem gut sortierten Haushaltswarengeschäft.

Krüge, luftdicht verschließbare Glasbehälter und Trinkgläser

Bei unseren Detox-Kuren verwenden wir für die Smoothies fast ausschließlich Glasbehälter: Glaskrüge zum Servieren, Glasbehälter mit Schraubdeckel zum Frischhalten und Gläser zum Servieren. Wir nehmen dafür kein Plastik- oder Wegwerfgeschirr, vor allem nicht aus Polycarbonat-Kunststoffen oder Styropor, da es wissenschaftlich erwiesen ist, dass diese Materialen Schadstoffe an die Nahrung abgeben.[36] Während der Entgiftungskur reagieren die meisten Menschen zunehmend sensibler auf Geschmack und Gerüche. Natürlich macht es mehr Mühe, Glas zu verwenden, weil dieses gesäubert werden muss, doch bei unseren Retreats waschen wir die Krüge, Behälter und Gläser lieber viermal am Tag ab – der Gesundheit und der Natur zuliebe. Wir verwenden große, hohe Trinkgläser mit etwa ½ Liter Fassungsvermögen. Diese Größe wird von den meisten Menschen geschätzt. Bei unserem ersten Retreat hatten wir noch 200-Milliliter-Gläser, was zur Folge hatte, dass die Teilnehmer ständig aufstehen und ihre Gläser neu füllen mussten, was für eine gewisse Unruhe sorgte.

Schneidbretter

Bevorzugen Sie Schneidbretter aus Holz oder Glas. Plastikschneidbretter geben Schadstoffe ab, sobald ihre Oberfläche verletzt wird.

Arbeitsflächen in einer für Sie angenehmen Höhe

Wir haben inzwischen Arbeitsflächen in körpergerechter Höhe zu schätzen gelernt. Um grüne Smoothies zuzubereiten, müssen Sie viel Obst und Gemüse waschen, putzen und klein schneiden. Wenn Sie dabei ständig einen krummen Rücken haben, bekommen Sie neben natürlichen Entgiftungssymptomen bald auch noch Rückenschmerzen.

Biologisch abbaubare Putzmittel

Chemische Schadstoffe sind eine der beiden Hauptursachen für Krankheiten. Während des Entgiftungsprozesses sollten Sie nicht mit Schadstoffen hantieren. Aus diesem Grund verwenden wir bei unseren Retreats nur biologisch abbaubare Putzmittel wie Essigessenz, Natronlauge (auch als Natriumkarbonat oder Soda bekannt), Wasserstoffperoxid-Lösung oder Schmier- bzw. Neutralseife.[37]

Viel Platz im Kühlschrank

Bei unseren Workshops steht uns meist einen Kühlraum zur Verfügung. Darin müssen wir meist zwanzig bis dreißig Kisten Obst und Gemüse lagern. Für ein Detox-Retreat mit drei bis vier Personen reicht aber ein Kühlschrank in üblicher Größe aus. Bewahren Sie nur grünes Blattgemüse und sehr reife Früchte im Kühlschrank auf. Nicht voll ausgereifte Früchte müssen nicht kühl gelagert werden. Bestimmte Früchte wie Birnen oder Bananen brauchen sogar Wärme zum Nachreifen.

Eimer für den Bio-Abfall

Machen Sie sich auf große Mengen Bio-Abfälle gefasst. Bei unseren Smoothie-Retreats fallen täglich etwa 120 Liter Küchenabfälle an. Auch Sie werden es vermutlich pro Tag auf 2 bis 3 Eimer voll bringen. Die Überreste Ihrer hochwertigen Zutaten ergeben einen hervorragenden Kompost. Es wäre also wirklich schade, sie mit dem normalen Hausmüll zu entsorgen. Wenn wir einen Workshop in einer ländlichen Gegend durchführen, bringen wir die Bio-Abfälle zum Kompostieren in den Wald, wo wir sie vergraben und mit herabgefallenem Laub bedecken. Auf diese Weise versorgen wir den ausgelaugten Waldboden mit Vitalstoffen. Sie können sich viel Aufwand ersparen, wenn Sie bereits bei der Auswahl des Retreatortes die Entsorgung Ihrer Bio-Abfälle im Blick haben. Sollte es dort keine Bio-Tonne geben, können Sie sich bereits im Vorfeld Gedanken darüber machen, wie Sie die Küchenabfälle kompostieren und den natürlichen Dünger sinnvoll verwenden können.

Es wäre natürlich ideal, wenn Sie die anfallenden Bio-Abfälle in Ihrem eigenen Garten kompostieren könnten. Gärtnern Sie in Hochbeeten, dann können Sie Ihre Abfälle selbstverständlich auch dort hineingeben. Drücken Sie sie tief in die Erde, damit hungrige Nager sie nicht wieder ausgraben können. Die Regenwürmer werden es Ihnen danken. Sie arbeiten sich unermüdlich durch den Boden und produzieren dabei täglich eine Kompostmenge, die der Hälfte ihres Eigengewichts entspricht.[38]

Und natürlich hoffen wir, dass Sie die Verpackungen und Kisten Ihrem Recyclingsystem entsprechend entsorgen. Bei unserem Retreat in Schweden blieb beispielsweise kein Gramm Müll übrig, weil das Recyclingsystem perfekt organisiert war. Darauf bin ich heute noch stolz.

Blumenvase (nach Wunsch)

Wir stellen bei unseren Retreats gern frische Schnittblumen auf. Wenn Sie das jedoch als Verschwendung ansehen, können Sie stattdessen auch Topfblumen verwenden. Wir schmücken bei unseren Detox-Kuren immer den Speisesaal sowie den Vortragsraum üppig mit Blumen. Diese Geste ehrt den Anlass und beflügelt sie die Lebensgeister. Schließlich wollen Sie ja nicht in einer grauen, monotonen Umgebung entgiften. Blumen sind zudem ein einfacher Weg, eine heitere Stimmung zu schaffen.

Anmerkung des Herausgebers der deutschen Ausgabe:

Die Mengenangaben in den Rezepten erfolgen, wie in den USA üblich, in Tassen (*cups*) statt in Gramm und Milliliter. 1 Tasse fasst etwas weniger als 250 Milliliter. Die Glas-Behälter vieler Mixer haben eine Tassen-Skala, die das Ablesen der Mengenangaben leicht macht. In gut sortierten Haushaltswarengeschäften und im Internet sind „Cup-Sets" erhältlich. Das sind Schälchen, in die genau 1 Tasse, ½ Tasse etc. passt.

Kapitel 19

Die Vielfalt der grünen Smoothies

Angenehm wird etwas erst,
wenn es mit einer Prise Abwechslung gewürzt ist.
Francis Bacon

Wir servieren bei unseren Workshops viermal täglich Smoothies. Süße grüne Smoothies gibt es zum Frühstück um 8.00 Uhr und nachmittags um 16.00 Uhr. Zum Mittagessen bringen wir herzhafte grüne Suppen auf den Tisch, während wir den Tag um 19.00 Uhr mit einem grünen Pudding ausklingen lassen. Wir servieren also mehr als drei Mahlzeiten am Tag, doch abends gibt es für die Teilnehmer nur etwa 250 Milliliter Pudding, damit sie unbeschwert schlafen können.

Besonders am ersten Tag des Retreats verwenden wir etwas mehr reife Früchte, damit die Smoothies wirklich hervorragend schmecken und alle zufrieden sind. Diese Smoothies enthalten einen Fruchtanteil von 60 bis 70 Prozent. In Laufe der nächsten Tage sinkt allmählich der Blutzuckerspiegel der Teilnehmer. Damit werden unsere Gäste auch sensibler für den süßen Geschmack der Früchte, daher reduzieren wir allmählich den Fruchtanteil. Am vierten und fünften Tag beträgt der Anteil an grünem Blattgemüse 50 Prozent, am sechsten und siebten Tag 70 Prozent, manchmal sogar 80 Prozent.

Grundlegend sollte ein grüner Smoothies nur drei Zutaten enthalten: grünes Blattgemüse, Obst und Wasser. Die einzige Ausnahme ist unser Pudding. Hier geben wir Chiasamen oder Flohsamenschalen zum Andicken dazu. Diese beiden Zutaten beschleunigen die Ausscheidung, was bei einer Detox-Kur von großem Vorteil ist.

Wir haben immer wieder festgestellt, dass grüne Suppen bei unseren Gästen recht unterschiedliche Reaktionen hervorrufen. Manche lieben sie geradezu, andere scheinen sie jedoch nicht gut zu vertragen. Manche unserer Teilnehmer schätzen würzige Suppen mit feurig scharfem Geschmack und andere wollen ihre Suppe lieber ungewürzt zu sich nehmen. Daher haben wir für die Suppen eine spezielle Zubereitungsmethode entwickelt: Wir mixen jeweils eine „scharfe Suppe" und eine einfache „grüne Suppe" und geben beide in separate Behälter. Dann können die Teilnehmer nach Belieben mischen. Für die „scharfe Suppe" nehmen wir ein paar Tassen des gerade angebotenen Smoothies und mixen sie noch mal mit würzigeren Zutaten wie Knoblauch, Chilipulver, frischer Ingwerwurzel, Senfkohlsorten wie Pak Choi oder Rucola oder auch Kurkuma durch. Tipps dazu finden Sie im Rezeptteil dieses Buches (siehe Seite 140 ff.), wo wir Ihnen auch ein paar unserer besten Smoothies vorstellen. Bitte betrachten Sie diese Rezepte als Zubereitungsvorschläge und passen Sie sie Ihrem eigenen Geschmack an, wann immer Sie dies wünschen.

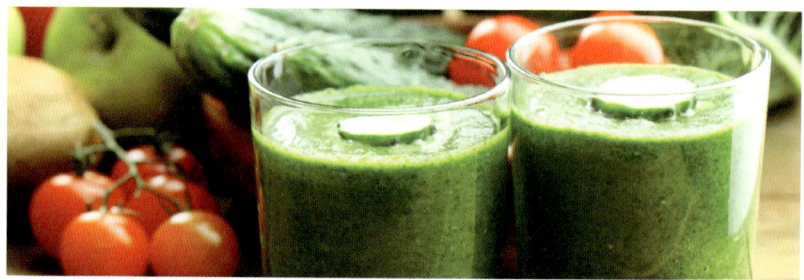

Kapitel 20

Zurück in die Welt

Wenn du Grips im Kopf hast und Füße, die dich tragen,
kannst du gehen, wohin du willst!
Dr. Seuss

Am siebten Tag der Detox-Woche, in der sich unsere Gäste ausschließlich von grünen Smoothies ernährt haben, fühlen sich die meisten Teilnehmer unglaublich gut und wollen diesen Zustand natürlich aufrechterhalten. Daher stellt sich nach der Entgiftungskur die Frage: „Wie schaffen wir es, weiterhin so gesund zu bleiben? Müssen wir jetzt für den Rest unseres Lebens grüne Smoothies trinken?"

Solange Sie sich von vollwertigen Lebensmitteln ohne Konservierungsmittel, Geschmacksverstärker oder anderen chemischen Zusätzen ernähren, werden Sie sich einer ausgezeichneten Gesundheit erfreuen. Ich nehme nach etwa zwanzig Jahren Forschungsarbeit zu diesem Thema hauptsächlich Rohkost zu mir, was für mich und meine Familie ausgezeichnet funktioniert. Und nicht nur für uns: Die meisten Menschen, die ich kenne, leben gut damit und es ist auch gar nicht schwer, diesen Lebensstil weiterzuführen. Meine persönliche Ernährungspyramide sieht so aus:

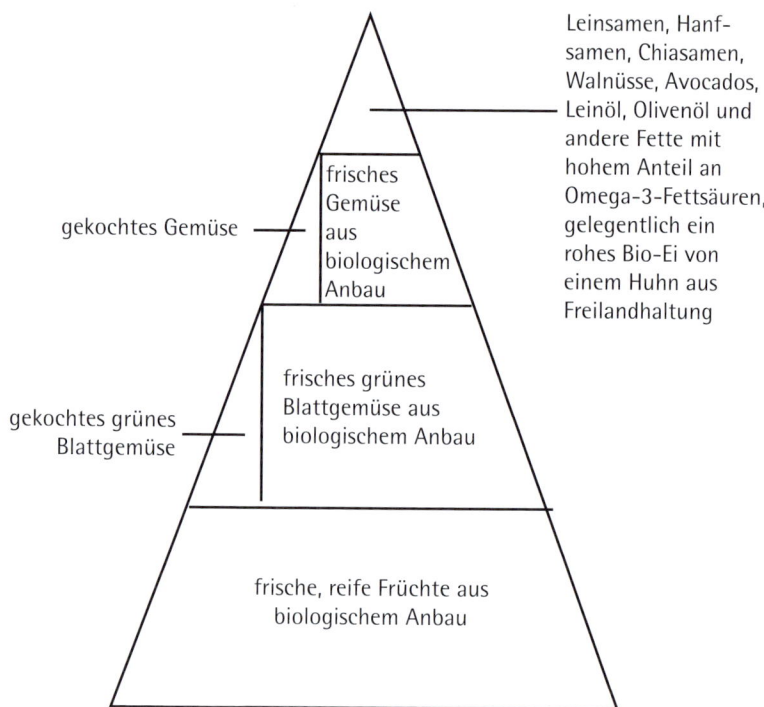

Ich möchte Sie dazu anregen, Ihre Mahlzeiten nach Möglichkeit immer selbst zuzubereiten und einen großen grünen Smoothie zum Frühstück zu trinken. Ich versichere Ihnen, das ist wesentlich einfacher, als es sich im ersten Moment anhört. Wenn Sie Ihre 7-Tage-Entgiftungskur mit grünen Smoothies hinter sich haben, sind Sie ohnehin Experte im Mixen grüner Drinks. Für den Anfang können Sie mit den 50 Rezepten arbeiten, die Sie in Teil III dieses Buches (siehe Seite 140 ff.) finden. Der große grüne Smoothie pro Tag wird Ihre vitalstoffreichste Mahlzeit sein. Und ich hoffe, Sie behalten diese grüne Gewohnheit bis an Ihr Lebensende bei.

Wie wäre es zudem mit einem leckeren Salat zum Mittagessen? Dafür können Sie alle möglichen Zutaten verwenden. Lassen Sie einfach

Ihrer kulinarischen Fantasie freien Lauf. Und stöbern Sie ruhig einmal in Ihrem Naturkostladen oder Bio-Supermarkt. Probieren Sie alles, bevor Sie es in den Salat geben, und sorgen Sie dafür, dass Sie damit die ganze Palette an Vitalstoffen bekommen. Dieses Vorgehen garantiert Ihnen einen Speiseplan voller köstlicher Mahlzeiten. Ein paar Lieblingssalate meiner Familie habe ich in den Rezeptteil in Teil III (siehe Seite 140 ff.) mit aufgenommen, aber auch hier dienen die Rezepte nur als Vorlagen, die Sie nach Belieben abwandeln können.

Zum Abendessen können Sie Ihren Salat durch verschiedene gekochte oder gedämpfte Zutaten bereichern: eine Scheibe gebratenen Kürbis, etwas Jamswurzel, Spargel, Rote Bete, Kohl, Blumenkohl, gegarte grüne Bohnen, Staudensellerie, Grünkohl, Pak Choi, Pilze, To- maten, oder was Ihnen sonst gerade einfällt. Ich mache auch gern eine Gemüsesuppe zum Abendessen. Sie ist ganz einfach und schnell zubereitet. Ich werde nie verstehen, warum so viele Küchenchefs ihre

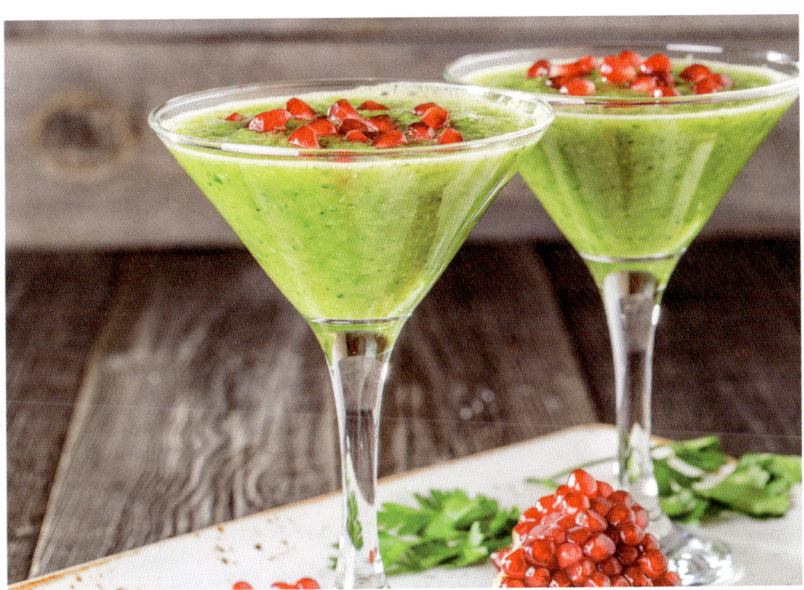

Suppen mit Mehl andicken müssen oder mit anderen Zutaten, die schlichtweg ungesund sind. Es gibt absolut keinen Grund, eine Suppe mit Mehl, Öl, Brühwürfeln, Stabilisatoren oder anderen schadstoffhaltigen Zutaten zu verderben. Tatsächlich schmeckt jede Suppe ohne all diese überflüssigen Zusätze doch wesentlich besser. Viele unserer Freunde, die unsere Suppen probiert haben, sind verblüfft über ihre unglaubliche geschmackliche Vielfalt. Und selbst Menschen, die Suppen nur aus dem Restaurant kennen, schwören darauf, sie könnten sich von unseren Suppen für den Rest ihres Lebens ernähren. Auch dazu finden Sie einige Rezeptvorschläge in Teil III (siehe Seite 140 ff.). Lassen Sie sich von der Einfachheit ihrer Zubereitung nicht abschrecken. Probieren Sie es einfach aus! Ich kann Ihnen versichern, dass Sie nicht enttäuscht sein werden.

Eine der häufigsten Fragen, die mir gestellt werden, ist, ob denn kein Vitamin-B_{12}-Mangel auftritt, wenn man sich ausschließlich vegetarisch ernährt. Ich habe zehn Jahre lang streng vegan gelebt und hatte dann tatsächlich Vitamin-B_{12}-Mangel. Seit 2008 esse ich hin und wieder ein rohes Ei, das ich mir vom Bauern hole, wo die Hühner noch ganz normal im Gras scharren dürfen, und mein Vitamin-B_{12}-Spiegel hat sich völlig normalisiert. Vielleicht enttäuscht es den ein oder anderen Leser, dass ich doch zu einem Nahrungsmittel tierischen Ursprungs greife. Dafür habe ich vollstes Verständnis, doch ich will ganz ehrlich sein und Ihnen meine persönlichen Erfahrungen nicht vorenthalten.

Doch abgesehen davon ernähren wir uns nach der zu Beginn dieses Kapitels vorgestellten Ernährungspyramide nunmehr seit vielen Jahren, und wir alle erfreuen uns bester Gesundheit. Und unser täglicher grüner Smoothie spielt dabei eine ganz wesentliche Rolle. In diesem Sinne wünsche ich Ihnen fröhliches Mixen!

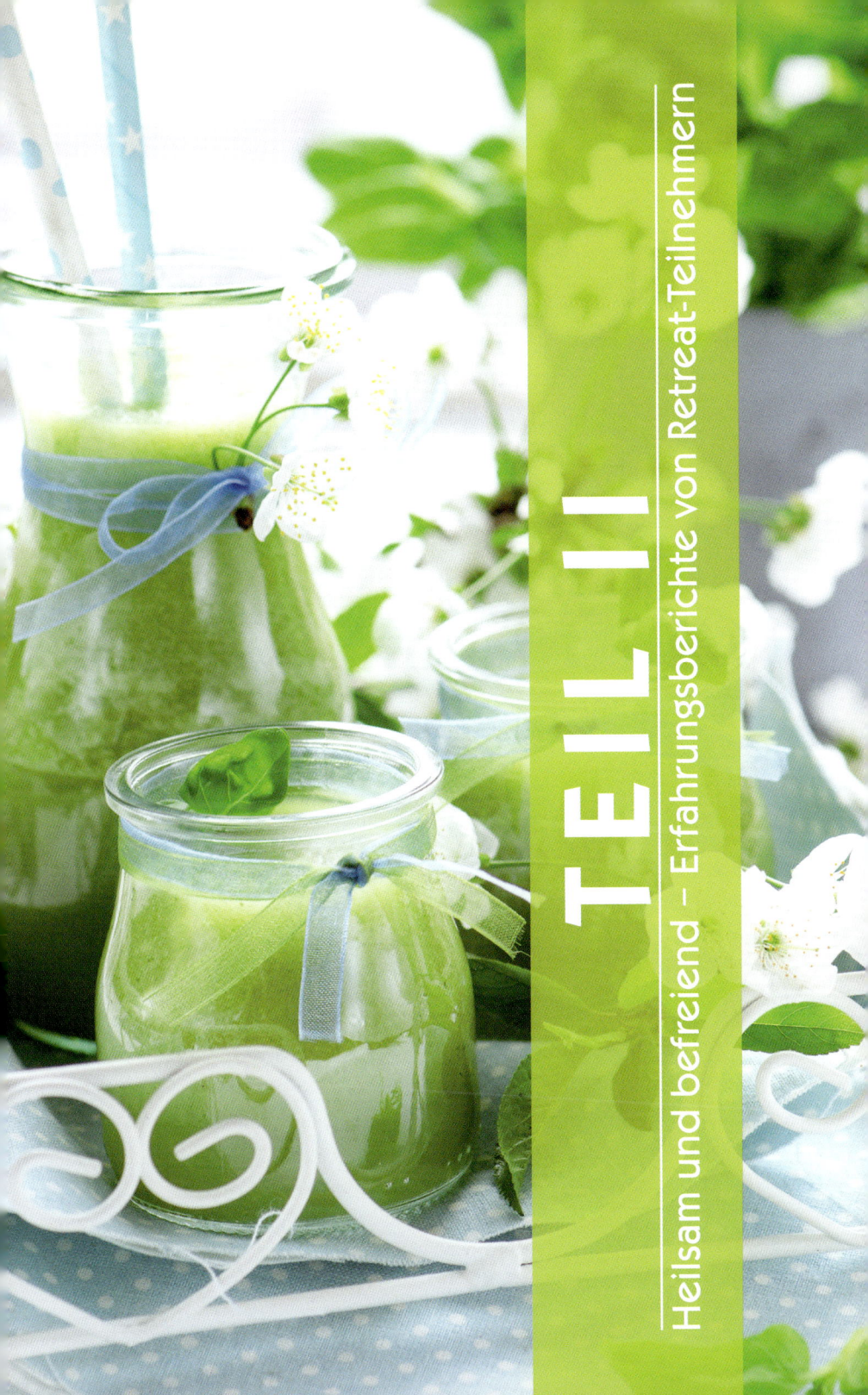

TEIL II

Heilsam und befreiend – Erfahrungsberichte von Retreat-Teilnehmern

Grüne Smoothies für mein Baby

Mein Heilungsweg begann im August 2010. Damals wog ich 108 Kilo, war ständig krank und litt unter schweren Depressionen. Man hatte bei mir ein polyzystisches Ovarialsyndrom festgestellt, dazu kamen noch Insulinresistenz, Blutarmut und die Tatsache, dass ich meine Regelblutung nur ein- oder zweimal pro Jahr bekam. Das war vermutlich die schlimmste Zeit meines Lebens! Glücklicherweise hatte ich eine Freundin, die mir eines Tages eine DVD über rohköstliche Ernährung auslieh. Damit kam Bewegung in mein Leben und ich sah endlich Licht am Ende eines ausgesprochen finsteren Tunnels.

Nachdem ich mir den Dokumentarfilm über die Vorzüge von Rohkost angesehen hatte, machte ich mich im Internet auf die Suche nach allem, was es zum Thema „Rohkost" gab. Dabei stieß ich auf Victoria Boutenkos Buch *Grüne Smoothies*.[39] Seitdem ich mir dann schließlich einen Hochleistungsmixer gekauft habe, trinke ich täglich grüne Smoothies. All diese grünen Zaubertränke haben mir endlich wieder Energie geschenkt. Ich ging zudem pro Tag bis zu zwölf Kilometer zu Fuß und verlor immer mehr an Gewicht. Und nach einer gewissen Zeit fing ich an, diese Distanz zu laufen.

Als ich im Frühjahr 2011 nur noch 71 Kilo wog, nahm ich an der 7-Tage-Detox-Kur mit grünen Smoothies teil, während der ich in sieben Tagen noch einmal 3 Kilo verlor. Ich trug nun Konfektionsgröße 38 und war unglaublich fit. Wir tranken die ganze Woche über köstliche grüne Smoothies. Auch nach dem Retreat machte ich täglich meine Yogaübungen und begann zudem mit *Natural Running*. All das und die grünen Smoothies, die ich weiterhin zu mir nahm, sorgten dafür, dass ich die schlanksten Muskeln bekam, die ich jemals hatte.

Ich führe es auch auf die grünen Smoothies zurück, dass ich zwar 40 Kilo abgenommen habe, meine Haut sich aber trotzdem ebenmäßig zurückgebildet hat. Ich habe keine Hautwülste, meine Haut ist im Gegenteil noch straffer, klarer und jugendlicher als zuvor. Und seit dieser Zeit sehe ich nicht nur toll aus, ich fühle mich auch so. Ich kann mich an keinen einzigen Tag erinnern, an dem es mir seitdem wirklich schlecht ging. Mein polyzystisches Ovarialsyndrom war verschwunden und meine Insulinresistenz ebenfalls. Ich litt nicht mehr unter Blutarmut und meine Regelblutung kam pünktlich alle neunundzwanzig Tage. Mein Arzt war darüber ebenso überrascht wie erfreut. Er traute seinen Augen nicht, als er sich meine neuen Blutwerte anschaute.

Ich war so begeistert von meinen inneren und äußeren Erfolgen, dass ich anfing, selbst Kurse über grüne Smoothies zu geben. Bald teilten auch Freunde, Familienmitglieder und Kunden meine Begeisterung und tranken täglich grüne Smoothies. Und jeder von ihnen konnte die Vorteile des gesunden Powerdrinks am eigenen Leib spüren. Ich zeigte ihnen, wie einfach die Zubereitung ist, und führte vor, wie sie diesen köstlichen Trank mixen und zusätzlich zu ihrer gewohnten Ernährung zu sich nehmen konnten. Zudem gab ich Einführungen in die 7-Tage-Detox-Kur mit grünen Smoothies, damit sie sich auch zu Hause ein paar Tage oder Wochen nur von grünen Smoothies ernähren konnten.

Im Jahr 2012 machte ich dann zu Hause ein langes Retreat mit grünen Smoothies. Mein Partner und ich waren gerade in eine andere Stadt gezogen, und da der Umzug sehr anstrengend gewesen war, wollte ich meine leeren Batterien mithilfe der grünen Smoothies wieder auffüllen. Ich ernährte mich also ausschließlich von grünen Smoothies. Am zweiundvierzigsten Tag meiner Detox-Kur fing dann schließlich diese Übelkeit an. Ich dachte zuerst, das seien die Folgen der Grundreinigung eines über längere Zeit leer stehenden Hauses. Als eine Freundin zu mir sagte: „Ich wette, du bist schwanger!", entgegnete ich darauf nur: „Keine Chance. Das kann nicht sein. Mein Freund und ich verhüten schon seit sieben Jahren nicht mehr, und in dieser Zeit gab es nicht das kleinste Anzeichen einer möglichen Schwangerschaft." Doch meine Freundin meinte, ich solle trotzdem einen Test machen. Und dann kam die große Überraschung: Ich war tatsächlich schwanger!

In den ersten drei Monaten bekam ich die grünen Smoothies einfach nicht herunter, aber ab dem vierten Monat trank ich dann wieder täglich meinen grünen Smoothie. Die folgenden 43 Wochen habe ich mich und das Baby in meinem Bauch von grünen Smoothies ernährt. Die Hebammen und Geburtshelfer waren zunächst sauer auf mich, weil ich ihren Rat nicht befolgte. Doch schon bei den ersten Untersuchungen stellten sie fest, dass Nabelschnur, Plazenta, Fruchtwasser und das Baby in Bestform waren. Ich hatte fünf Tage lang Wehen, bevor mein Junge sich entschloss, das Licht der Welt zu erblicken. Er hatte eine wunderschöne Haut, was die Hebamme bei einem so lange ausgetragenen Kind erstaunte, aber mittlerweile habe ich mich daran gewöhnt, dass mein Körper voller Überraschungen steckt. Oder anders ausgedrückt: Dass meine grünen Smoothies immer wieder andere überraschen?

Mein kleiner Finn ist jetzt elf Monate alt, und die Leute sagen mir ständig, was für schöne, hell funkelnde Augen er doch habe. Auch sie sind überrascht, dass er für solch ein kleines Wesen sehr schlank und dennoch kräftig geraten ist. Mich wundert es nicht, denn er ist mit grünen Smoothies aufgewachsen. Heute nehmen wir beide täglich unseren grünen Smoothie zu uns. Wenn man Finn etwas Grünkohl in die Hand drückt, strahlt er und isst ihn einfach auf. Ich habe ihn kürzlich sogar dabei erwischt, wie er die grüne Schale der Wassermelone essen wollte. Ich nenne ihn immer „meinen kleinen süßen Grünkopf".

Ich kann grüne Smoothies gar nicht hoch genug loben, denn sie haben mein Leben von Grund auf verändert!
Rebecca Wallis (Sydney, Australien)

Typ-2-Diabetes wie durch ein Wunder verschwunden

Ich habe in den vergangenen Jahren an einigen von Victoria Boutenkos Retreats teilgenommen. Besonders wichtig war für mich die Detox-Kur 2009 in Kanada. Damals lernte ich eine Familie kennen, die nach einem natürlichen Weg zur Heilung von Diabetes-Erkrankungen suchte. Und ihre Geschichte grenzt tatsächlich an ein medizinisches Wunder. Zwei Männer, ein Erwachsener sowie ein Jugendlicher, die 24 Stunden am Tag eine Insulinpumpe tragen mussten … konnten diese während der Detox-Kur sogar abstellen, weil ihr Blutzuckerspiegel so stark gesunken war. Die Insulingaben waren nicht länger nötig. Bei diesem „Grüne-Smoothies-Wunder" dabei gewesen zu sein ist eine einzigartige Erfahrung.

Ich trinke mehrmals in der Woche grüne Smoothies und liebe die Mischung mit Basilikum, Spinat, Apfel und Cayennepfeffer.
LM (Ashland, USA)

Diese sieben Tage haben mein Leben verändert

Vor einigen Jahren suchte ich nach Möglichkeiten, meine Gesundheit zu verbessern. Dabei entdeckte ich Victoria Boutenkos Webseite[40] und damit auch die grünen Smoothies. Als ich von den Heilkräften des Chlorophylls las, spürte ich eine starke Resonanz in mir.

Ich wusste, dass ich viel zu viel Junkfood aß und zu viel Fett, Zucker, Salz sowie Alkohol zu mir nahm und viel zu wenig naturbelassene

Nahrungsmittel. Ich fühlte mich lethargisch, dick, unattraktiv und war dementsprechend oft in schlechter Stimmung. Heute weiß ich, dass ich meinen Körper damals mit dem falschen Brennstoff versorgt habe, sodass er im Leerlauf arbeitete.

Und so fasste ich den entscheidenden Entschluss: Ich wollte bei dem anfangen, was ich mir täglich in den Mund steckte, und meine Ernährung umstellen. Also fing ich an, grüne Smoothies zuzubereiten und sie mit ins Büro zu nehmen. Ich merkte ziemlich schnell, dass ich mich besser fühlte. Geist und Körper bekamen endlich die Nahrung, die sie brauchten und nach der sie so lange verlangt hatten. Ich ersetzte eine Mahlzeit am Tag durch einen Liter grüne Smoothies. Den meisten Menschen in meiner Umgebung fiel dies schließlich auf und sie fragten mich, welch merkwürdiges Gebräu ich da zu mir nahm. Natürlich prasselten allerlei kluge und weniger kluge Kommentare auf mich ein. Es gab sogar Leute, die Angst davor hatten, meinen Smoothie zu probieren.

Aber wer zuletzt lacht, lacht eben doch am besten: Dieser relativ einfache Schritt zog einschneidende Veränderungen nach sich. Ich war glücklicher, ruhiger und hatte viel mehr Energie als zuvor. Ich verlor mehr und mehr Pfunde und schlief zudem noch besser. Kein Wunder, dass ich mit der Zeit mehr Selbstvertrauen entwickelte und am Ende sogar anfing, mich zu mögen! Meine Bekannten bemerkten die Veränderung und natürlich wollte jeder wissen, woran es lag. Mein Geheimnis war allerdings gar keines, denn jeder kannte es. Und so wollten bald alle meine grünen Smoothies probieren.

Nach einigen Jahren, in denen ich nur grüne Smoothies getrunken hatte, fing ich an, mich zunehmend rohköstlich zu ernähren und sämtliche Vorteile dieser Ernährungsform zu ernten. Und schließlich geschah ein Wunder: Ich erhielt eine E-Mail von Victoria Boutenko, die mir schrieb, sie würde bald nach Australien kommen, um eine

7-Tage-Detox-Kur mit grünen Smoothies durchzuführen! Ich war außer mir vor Freude und meldete mich sofort an. Auch meine Schwester und eine Freundin, die noch nie von Victoria Boutenko oder grünen Smoothies gehört hatten, machten mit. Die beiden waren wirklich tapfer, denn diese sieben Tage haben unser ganzes Leben verändert. Victorias Retreat hat mich so stark inspiriert, dass ich schließlich selbst eine Firma gründete: Ich veranstalte hier in Australien Mini-Retreats mit grünen Smoothies. Und meine Kunden sind so begeistert, dass sie immer gleich zwei- oder dreimal kommen.

Ich hoffe sehr, dass meine Grüne-Smoothies-Story andere Menschen inspiriert, ermutigt und motiviert, die Herausforderung des grünen Zaubertranks anzunehmen, denn auch ihr Leben wird sich dadurch positiv verändern. Grüne Smoothies sind wirklich die einfachsten, kostengünstigsten und bedeutsamsten Schritte, die Sie für Ihre Gesundheit und Zufriedenheit machen können.

Kerry Roberts, The Queen of Greens (Australien)

Grüne Smoothies für die ganze Familie

Mein Weg begann vor zwei Jahren, als ich in meinem Hals einen Knoten spürte. Die Ärzte teilten mir mit, es sei ein Tumor, konnten aber nicht sagen, ob er bösartig war. Ich begann, Bücher zu lesen, die meine Mutter mir gegeben hatte. Aber ich konnte einfach nicht glauben, dass grünes Blattgemüse und biologisch-organische Nahrungsmittel den Knoten beseitigen würden. Ich hatte einfach Angst. Also ließ ich mich operieren. Dabei entdeckte man, dass der Tumor gutartig war. Danach wollte ich jedoch mehr über grünes Blattgemüse wissen und las mehrere Bücher von Ann Wigmore[41] und Victoria Boutenko.

Seitdem ich 2013 in Schweden an einer 7-Tage-Detox-Kur mit grünen Smoothies teilgenommen habe, trinke ich täglich grüne

Smoothies. Ich bin froh, dass ich auch meine beiden Kinder (zwei und sechs Jahre alt) überzeugen konnte, täglich zum Frühstück einen großen grünen Smoothie zu trinken. Sie mögen ihren grünen Smoothie und fragen sogar danach! Steht er dann auf dem Tisch, ist er innerhalb von wenigen Sekunden auch schon verschwunden. Ich kenne keine anderen Kinder, die freiwillig so viel „Grünzeug" zu sich nehmen.

Seit ich regelmäßig grüne Smoothies trinke, funktioniert meine Verdauung viel besser. Und ich kann ohne Schwierigkeiten ein- oder zweimal am Tag zur Toilette gehen. Vorher klappte das höchstens zweimal in der Woche. Ich hatte zudem ein Ekzem an den Händen, das mittlerweile restlos verschwunden ist! Meine Haut wird glatter, ich habe abgenommen, und beim Sport kann ich mehr und intensiver trainieren. Ich bin energiegeladener als je zuvor und fühle mich viel kräftiger!

Meine Kinder sind viel wacher als früher und sie werden nicht mehr so schnell müde. Auch bei ihnen klappt die Verdauung hervorragend, obwohl meine älteste Tochter häufig so stark unter Verstopfung litt, dass sie auf der Toilette vor Schmerzen weinte. Damit ist jetzt definitiv Schluss! Selbst mein Mann trinkt jeden Tag seinen grünen Smoothie. Die ganze Familie isst viel mehr Gemüse als zuvor. Und der nächste Schritt wird sein, dass ich meinen Freunden erzähle, wie sie ihre Gesundheit entscheidend verbessern können, wenn sie es wollen. *Maria Larvall* (Halmstad, Schweden)

Mein Körper hat sich nach grünen Smoothies gesehnt

Vor etwa einem Jahr fiel mir Victoria Boutenkos Buch *Green for Life*[42] in die Hände, das ich sofort kaufte. Ich fand bereits die

Vorstellung interessant, alle Vitalstoffe, die der Körper braucht, mit einem einzigen Drink zu mir nehmen zu können.

Als ich mit der Lektüre von Victorias Buch begann, war mir sofort klar, dass das eine Riesensache war, und ich kaufte auch für meine Tochter Maria ein Buch. Maria nahm an einem Retreat bei Victoria Boutenko teil, um mehr über grüne Smoothies zu erfahren.

Vor 19 Jahren, als ich 52 wurde, entwickelte ich plötzlich eine starke Empfindlichkeit gegenüber elektromagnetischen Feldern. Und ich hatte selbst mit Metallen und Chemikalien Probleme. Das war eine schwierige Zeit für mich, denn ich bekam eine Infektion nach der anderen, bei der meine Gelenke steif wurden und ich mich immer schlechter fühlte. Ich fing an, Antibiotika zu nehmen, um die Entzündung in den Griff zu bekommen. Nach jeder Mahlzeit hatte ich starke Schmerzen in der rechten Seite – von meinen Gallensteinen – und ich musste Tabletten einnehmen, um die Gallensteine zu lösen, sonst hätte ich mich noch schlechter gefühlt.

In diesem Sommer nun bekam ich von meinen Kindern einen Hochleistungsmixer zum Geburtstag geschenkt. Meine Tochter kam vorbei und zeigte mir, wie ich ihn sinnvoll nutzen konnte. Ich begann sofort, täglich grüne Smoothies zu trinken, und spürte, dass sie genau das waren, wonach mein Körper sich so lange gesehnt hatte! Nun trinke ich jeden Tag einen grünen Smoothie, ernähre mich aber ansonsten ganz normal. Ich habe abgenommen, mein Darm funktioniert besser und meine Gallensteine gehören ein für alle Mal der Vergangenheit an! Ich nehme zwar immer noch Antibiotika, aber ich spüre, wie sich meine Gesundheit Schritt für Schritt verbessert.

Ich wünsche Victoria, meiner Tochter Maria und meiner ganzen Familie, alles Liebe und Gute. Möge es den Schimpansen und Gorillas sowie unserem wunderbaren grünen Planeten wohl ergehen!
Iris Larvall (Schweden)

Besseres Sehvermögen und deutlich mehr Energie

Die Detox-Kur mit grünen Smoothies, an der ich 2013 in British Columbia (Kanada) teilgenommen habe, hat mein Leben und das meines Sohnes verändert, denn kaum war ich zu Hause, führte ich grüne Smoothies auch in meiner Familie ein.

Seit ich Victoria Boutenko 2005 bei der „Total Health Show" in Toronto zum ersten Mal sah, trinke ich selbst grüne Smoothies. Aber allmählich hatte ich meine immer gleichen Rezepte satt, und so beschloss ich, Victorias Detox-Kur zu machen, während der ich wertvolle neue Informationen bekam.

Als ich zu dem Retreat aufbrach, war ich mir nicht sicher, was mich dort erwarten würde. Wir nahmen dort nur grüne Smoothies und Suppen zu uns, dazu grünen Pudding und grünes Eis am Stiel. Ansonsten gab es nur Zitronenwasser.

Jeder um mich herum hatte mit Entgiftungssymptomen zu kämpfen, nur ich nicht. Am vierten Tag bemerkte ich, dass ich zum ersten Mal in meinem Leben Aphthen im Mund hatte. Außerdem war ich ständig müde und fühlte mich sehr schwach. Am letzten Tag war dann plötzlich mein Sehvermögen eingeschränkt. Ich sah alles nur noch undeutlich und verschwommen. Zudem fiel es mir schwer, mich zu konzentrieren, was für mich auch ungewohnt war. Nach einigen Tagen war ich jedoch wieder auf der Höhe und fühlte mich vitaler als zuvor. Ich konnte wieder ganz klar denken und konnte plötzlich auch wieder besser sehen. Heute sehe ich alles deutlich besser und schärfer als früher.

Insgesamt komme ich besser mit dem Leben zurecht. Am liebsten würde ich meinen Tag mit Abenteuern ausfüllen und für mich und meine Familie Bäume ausreißen. Mit diesem Elan setze ich meist in kurzer Zeit begeistert meine Pläne um. Auf Dauer möchte ich ein nachhaltigeres Leben führen.

Bereits vor der Detox-Kur hatte ich aufgehört, meine pflanzlichen Nahrungsergänzungsmittel einzunehmen, und dabei ist es auch geblieben. Ich habe begriffen, dass wir sind, was wir essen. Wenn ich meinen Körper mit all den Vitalstoffen versorge, die er braucht, kann er mich gut am Leben erhalten, damit ich all das machen kann, was ich mir wünsche. Das ist für mich Nachhaltigkeit.

Die Detox-Woche mit grünen Smoothies hat mein Leben von Grund auf verändert. Und das gilt übrigens auch für meinen Sohn, der eine besondere Förderung braucht.

Diane Braico (Lowbanks, Kanada)

Ein Leben ohne Candida-Infektion und chronische Erschöpfung

Im Jahr 2009 erkrankte ich an Malaria, wodurch mein Immunsystem stark in Mitleidenschaft gezogen wurde. Dies hatte zur Folge, dass sich der Candidapilz in meinem Körper nahezu ungehindert ausbreiten konnte. Ich war damals ein Magnet für Viren, Bakterien und Pilze. So litt ich bald unter chronischer Erschöpfung. Ich verbrachte Stunden in den Wartezimmern von Ärzten und nahm ein, was auch immer mir verschrieben wurde, trotzdem stellte sich keine Besserung ein. Allmählich wurde mir klar, dass es für mich einen anderen Weg geben musste.

Eines Tages schickte mir ein Freund eine Einladung zu einer 7-Tage-Detox-Kur mit Victoria, Sergei und Valya Boutenko. Ich habe zwei Kinder und war bis zu diesem Zeitpunkt noch nie auf einem Seminar, das ich nur für mich machte. Damals hatte ich noch keine Ahnung, wie sehr diese Detox-Kur mit grünen Smoothies mein ganzes Leben umkrempeln würde.

Während dieser Detox-Kur konnte mein Körper eine Pause einlegen: Ich nahm eine Woche lang nur grüne Smoothies aus biologisch angebautem Obst und Gemüse zu mir. Irgendwann kam ich an einen Punkt, den ich nicht mehr für möglich gehalten hatte: Mein Körper erholte sich und Geist und Seele erlangten eine bisher ungekannte Klarheit. Diese Kur hat mir die ganzheitliche Heilung in einer geschützten, liebevollen und fürsorglichen Umgebung ermöglicht.

Nach der Detox-Kur kaufte ich mir sofort einen Hochleistungsmixer sowie ausschließlich Bio-Obst und -Gemüse. Schon nach wenigen Wochen ging es mir noch einmal ein ganzes Stück besser. Seit der Detox-Kur hat sich der Candidapilz nicht mehr gemeldet und an die grauenvolle Erschöpfung und all die anderen Beschwerden kann ich mich kaum noch erinnern. Endlich muss ich keine Arztrechnungen mehr bezahlen! Mein Leben hat nun einen Sinn und macht mir wieder Spaß.

Seitdem sind grüne Smoothies aus unserem Familienleben nicht mehr wegzudenken. Wir alle haben begriffen, dass unser Körper gesund sein will. Unsere Fortschritte haben auch andere Familien im Freundeskreis inspiriert, sich mit grünen Smoothies auseinanderzusetzen. Erst kürzlich rief mich eine Freundin an und entschuldigte sich bei mir. Sie war bislang immer gegen grüne Smoothies gewesen, bis sie auf der Website von „TED-Talks" einen Vortrag von Dr. Terry Wahls hörte, die ihre schwere Autoimmunerkrankung mithilfe einer Ernährung überwand, die hauptsächlich aus grünem Blattgemüse bestand.[43]
JKM (Queensland, Australien)

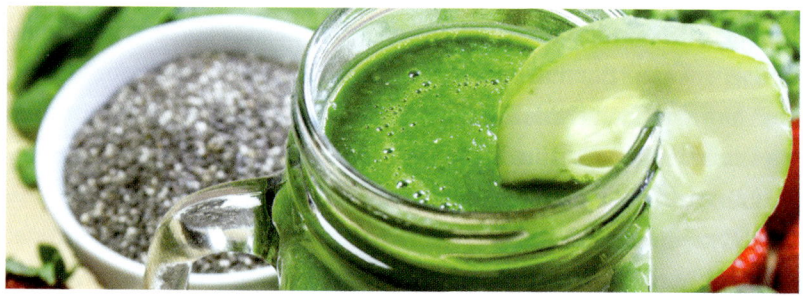

Vollständig geheilt dank grüner Smoothies

Als ich 26 Jahre alt war, erlitt ich einen Unfall, der meine emotionale Stabilität vollkommen ins Wanken brachte. Bald darauf diagnostizierte man bei mir eine Hirnhautentzündung sowie Morbus Bechterew, eine entzündliche Erkrankung der Wirbelsäule, die äußerst schmerzhaft ist. Die Ärzte verschrieben mir gegen das Rheuma steroidale Antirheumatika und weitere Medikamente. Ich arbeitete damals selbst als Krankenschwester, aber ich konnte einfach nicht glauben, dass diese Medikamente mir helfen würden, gesund zu werden, daher weigerte ich mich, sie zu nehmen.

Meine Gesundheit verschlechterte sich daraufhin weiter.

Eines Tage merkte ich, dass meine weiße Schwesternuniform sich schwarz verfärbte. Ich sah an mir herunter. Offensichtlich sonderte ich schwarzen Schweiß ab. Das Zeug ließ sich nicht einmal entfernen, als ich das Kleid wusch, und ich musste es schließlich wegwerfen. Diese erschreckende Erfahrung machte mir eines klar: Ich musste entgiften, musste meine Darmtätigkeit regulieren und mein Immunsystem stärken. Besonders die Tätigkeit des Darms hat massive Auswirkungen auf unsere geistige Gesundheit. Etwa 95 Prozent des Serotonins, das sich im menschlichen Körper findet, kommt im Magen-Darm-Trakt vor. Und Serotonin ist schließlich das Glückshormon. Also machte ich mich auf die Suche nach einer Entgiftungskur für meinen Darm.

Ich aß mehr und mehr frische Lebensmittel, um mehr Energie zu bekommen. Ich kaufte mir einen Mixer und verarbeitete darin Äpfel aus der Region mit einem afrikanischen Gemüse namens *Sukuma Wiki*. Diese kenianische Kohlart erinnert stark an Grünkohl, von dem ich ja wusste, dass er eine hohe Vitalstoffdichte hat. Ich mixte das Kraut jeden Morgen mit Wasser und trank es zur Entgiftung. Heute weiß ich, dass ich damit meinen ersten grünen Smoothie zubereitet habe.

Bald spürte ich, dass meine körperlichen Kräfte und meine Energie zurückkamen. Ich ging jeden Tag mehr als eine Stunde spazieren und einmal die Woche sogar wandern (was ich auch heute noch mache). Und nach einiger Zeit bemerkte ich, dass sich noch etwas verändert hatte: Vor dem regelmäßigen Verzehr des grünen Krauts war ich oft sehr deprimiert, jetzt aber empfand ich Liebe für alle Insekten, Würmer, Blätter und Unkräuter, die mir auf meinem Weg begegneten. Ich spürte mit einem Mal ganz tief in meinem Inneren, dass ich nur dank der Natur am Leben war, und dafür war ich zutiefst dankbar. Meine geistige Gesundheit besserte sich, ich fühlte mich bald fitter als vor meiner Erkrankung.

Unter meiner Krankheit hatte ich 14 lange Jahre gelitten! Durch die Hirnhautentzündung bekam ich schließlich eine Sprechstörung. Sie hatte sich trotz zahlreicher Rehabilitationsmaßnahmen nicht gebessert. Darüber hinaus litt ich unter Harnsteinen, einer Wanderniere, einer Wassersackniere (Hydronephrose), Refluxösophagitis, Gastritis und Verstopfung. Doch die grünen Smoothies haben mich von all diesen Leiden befreit!

Als ich letztes Jahr vierzig wurde, dachte ich über mein Leben nach und darüber, wie ich krank und wieder gesund geworden war. Und ich beschloss, möglichst vielen Menschen von meiner Erfahrung mit den grünen Smoothies zu berichten. Ich nahm bei Victoria Boutenko an einem Workshop über grüne Smoothies teil und erfuhr dort immens viel über ihre Zubereitung. Zudem war ich tief beeindruckt, wie lecker grüne Smoothies schmecken können. Heute bin ich glücklich, dass ich mir jeden Tag meinen grünen Smoothie zubereiten kann.

Nach dem Workshop bei Victoria Boutenko trank ich schließlich noch mehr grüne Smoothies als zuvor. Nach und nach verschwand auch der Schmerz im unteren Rücken. Vor Kurzem ging ich zum Arzt, um meine Morbus-Bechterew-Erkrankung kontrollieren zu lassen.

Der Arzt sagte mir, die Erkrankung wäre nicht mehr erkennbar. Ich war also geheilt! Natürlich wollte der Arzt wissen, was ich das geschafft hatte, und so erzählte ich ihm von meinen grünen Smoothies. Er machte sich Notizen und sagte: „Wir werden uns nicht mehr wiedersehen." Dann gratulierte er mir. Ich war total überrascht und außer mir vor Glück.

Auf dem Heimweg im Zug nahm ich zum ersten Mal bewusst wahr, dass ich tatsächlich keine Schmerzen mehr hatte.

Ein gesunder Darm ist der Schlüssel zu einem gesunden Geist und einem gesunden Körper. Ich bin mir sicher, dass das Trinken von grünen Smoothies der richtige Weg zur Entgiftung ist. Und ich danke Victoria Boutenko, weil sie den grünen Smoothie erfunden und nach Japan gebracht hat. Ich möchte die Japaner über grüne Smoothies aufklären und ihnen zeigen, wie man sie richtig zubereitet. *Sumie Yoshino* (Präfektur Gunma in Japan)

Kein Tag mehr ohne grüne Smoothies!

Bevor ich im August 2009 die Detox-Kur auf Vancouver Island machte, wusste ich kaum etwas über grüne Smoothies. Ich hatte keine Erwartungen, was meine Gesundheit anging, als ich mich ins Retreat begab, höchstens ein wenig Angst: Wie würde es wohl sein, mich sieben Tage lang nur von grünen Smoothies zu ernähren? Würde ich dabei verhungern? Heute muss ich über meine Ängste von damals lachen.

Ich war während dieser Woche keineswegs geschwächt vor Hunger, sondern fühlte mich kräftiger als je zuvor. Ich war nicht ein einziges Mal hungrig, schlief besser und fühlte mich energiegeladener sowie geistig präsenter als am ersten Tag nach meiner Ankunft.

Ich erinnere mich noch gut an einen anderen Teilnehmer, der Diabetiker war. Wir alle konnten mit ansehen, wie er sich innerhalb einer Woche veränderte. Nach sieben Tagen sah er zehn Jahre jünger aus und konnte seine Insulindosis massiv reduzieren!

Kaum war ich zu Hause, kaufte ich mir einen Hochleistungsmixer. Seitdem beginne ich meinen Tag mit einem grünen Smoothie. Nachdem ich es in meiner Detox-Kur geschafft hatte, sieben Tage lang nur von grünen Smoothies zu leben, habe ich es mir zur Gewohnheit gemacht, dieses herrliche grüne Gebräu täglich zu trinken – zu einer Gewohnheit, von der ich einfach nicht mehr lassen kann oder will. Ich weiß nicht, ob ich wirklich täglich grüne Smoothies trinken würde, wenn ich nur einen kurzen Workshop gemacht hätte. Zu Hause bereitete ich zunächst die Rezepte aus dem Retreat zu, dann kaufte ich mir Victorias Buch *Grüne Smoothies*. Heute mixe ich einfach alles zusammen, was ich gerade im Kühlschrank habe, und auch meine Eigenkreationen schmecken einfach großartig.
Dian Quinney (Calgary, Kanada)

Eine gemeinsame Woche voller grüner Magie

Mein Name ist Edda und ich lebe in Island. Ich habe an zwei Detox-Kuren mit Victoria Boutenko teilgenommen, beide in Schweden – 2011 und 2013. Bei meinem ersten Aufenthalt hatte ich so viel gelernt, dass ich das Retreat unbedingt noch mal vertiefen wollte. Also buchte ich ein zweites Detox-Retreat bei Victoria.

Ich habe mich nur von grünen Smoothies ernährt und morgens die Yogaübungen sowie den Sonnenschein genossen. Tagsüber gab es dann verschiedene Vorträge. Außerdem tranken wir noch literweise Wasser mit Zitronenscheiben darin. Diese Ernährung hatte auf uns alle tief greifende Auswirkungen. An den ersten beiden Tagen litt jeder in der Gruppe unter Entgiftungssymptomen. Ich hatte fast die ganze Woche massenhaft Schleim im Hals und Schmerzen am Hinterkopf. Alle Teilnehmer spürten die Detox-Symptome, doch gegen Ende der Woche ging es uns ausnahmslos so gut, dass wir gar nicht mehr aufhören konnten zu lächeln.

In nur einer Woche hatten wir uns dramatisch verändert. Ich fühlte mich so wunderbar, dass ich alle meine Medikamente einfach wegwarf. Am besten gefiel es mir, draußen herumzuwandern und unter Sergeis Anleitung Wildpflanzen zu sammeln. Wir haben von Victorias Sohn gelernt, wie einfach es ist, sich ohne große Kosten gesund zu ernähren.

Seit dieser Detox-Woche genieße ich jeden Morgen meinen grünen Smoothie. Mein Körper verlangt förmlich danach. Smoothies sind der Grundstein meiner Gesundheit geworden und ich bereite jeden Tag etwa 1 Liter davon frisch zu. Gern würde ich den Menschen hier in Island grüne Smoothies näherbringen, damit auch sie sie täglich genießen können, denn nichts fördert die Gesundheit mehr als grüne Smoothies und die Freude beim Sammeln von Wildpflanzen in der freien Natur.

Edda (Island)

Lehrerin begeistert Schüler für grüne Smoothies

Im Jahr 2010 beschloss ich, bei der Familie Boutenko eine Detox-Kur in Queensland, Australien, zu machen. Ich war total beeindruckt von allem, was ich dort lernte, vor allem aber von den positiven Veränderungen, die Krebs- und Diabeteskranke in unserer Gruppe erfuhren. Ich verstehe jetzt, welche Heilkräfte in grünen Smoothies stecken und warum dieser grüne Zaubertrank so gesund ist. Als ich aus dem Retreat zurückkam, machte ich mit den grünen Smoothies weiter, weil ich mir damals alle Amalgamfüllungen entfernen ließ und dachte, das könnte mir bei der Ausleitung der restlichen Giftstoffe helfen. Ich bin sicher, dass die grünen Smoothies diesen Prozess unterstützt haben.

Ich bin Lehrerin und komme jeden Morgen mit einem grünen Smoothie in der Tasse in die Klassen. Meine Schüler waren natürlich neugierig und wollten das grüne Gebräu unbedingt selbst ausprobieren. Am Ende haben nicht wenige von ihnen angefangen, grüne Smoothies zu trinken! Sobald es mir möglich ist, möchte ich eine weitere Detox-Kur bei Victoria Boutenko machen, um noch einmal die reinigende und beruhigende Wirkung dieses Retreats am eigenen Leib zu erfahren.

Eva (Australien)

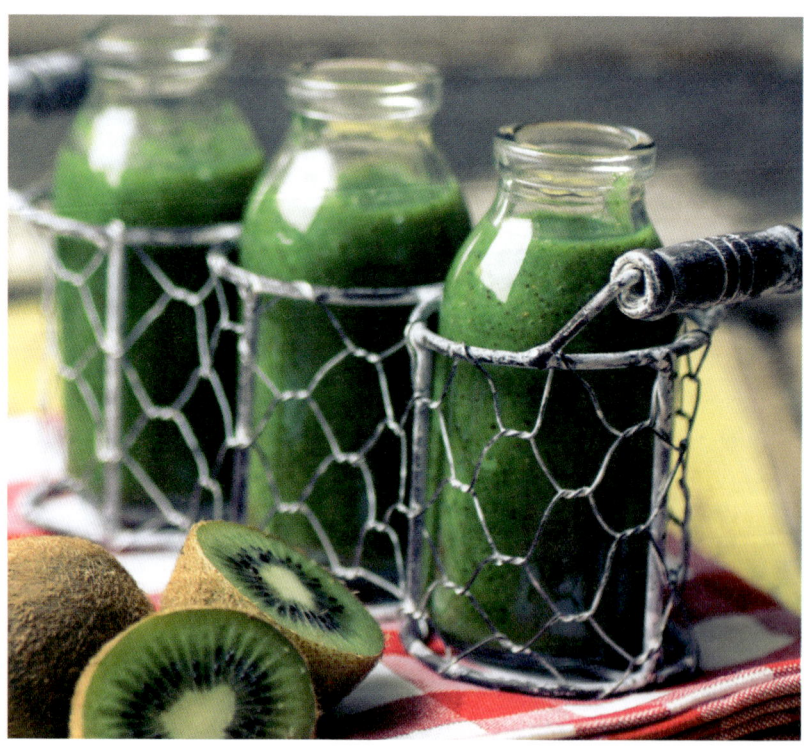

Endlich geheilt von starken Magenschmerzen

Ich konnte meinen jetzigen Ehemann 2011 dazu überreden, mit mir zusammen eine 7-Tage-Detox-Kur mit grünen Smoothies bei der Familie Boutenko in New South Wales in Australien zu machen. Es war eines der größten Abenteuer, die ich in meinem Leben unternommen habe. Ich denke oft an diese Zeit zurück, und das schenkt mir jedes Mal neue Inspiration, um auf meinem Weg zu Gesundheit und Wohlbefinden weiter voranzuschreiten.

Ich hatte damals zwar keine schwerwiegenden gesundheitlichen Probleme wie Krebs oder Diabetes, die heute so gehäuft auftreten, aber ich litt seit zwei Jahren unter starken Magenschmerzen und keiner konnte sich erklären, woher sie kamen. Lange Zeit bildete ich mir ein, mich „gesund" zu ernähren: mit Salaten, Sandwiches, Semmeln, Müsli zum Frühstück, Pasta und Reis. Aber trotzdem hatte ich ständig diese Magenschmerzen. Meistens musste ich mich dann hinlegen, um den Druck auf die Magengegend zu verringern. Dann wartete ich stets, bis die Schmerzen abgeklungen waren. Irgendwann kaufte mein Mann ein Buch, das von zwei jungen Leuten geschrieben war: Valya und Sergei Boutenko. Er erzählte mir von rohköstlicher Ernährung und fing dann an, diese grünen Smoothies zu machen, die Valya und Sergei in dem Buch vorstellten. Ich kann mich noch gut an meinen ersten grünen Smoothie erinnern: mit Mango, Banane und Spinat – einfach köstlich! Schließlich ersetzte ich mein Frühstücksmüsli durch grüne Smoothies. Und sobald ich regelmäßig Smoothies trank, ließen meine Magenschmerzen nach.

Ende 2010 erfuhr ich dann, dass Victoria, Valya und Sergei Boutenko im April 2011 in Australien eine Detox-Kur anbieten würden. Ich bat meinen Mann, doch mit mir gemeinsam daran teilzunehmen. Wir nahmen uns frei und flogen nach New South Wales.

Das war für uns beide eine Erfahrung, die unser Leben verändert hat. Als wir zurückkamen, kauften wir uns sofort einen Hochleistungsmixer und haben ihn seitdem täglich mindestens zweimal in Gebrauch! Mittlerweile haben wir ein Baby, und auch mein kleines Mädchen trinkt gern Smoothies!

Während der Detox-Kur tranken wir von morgens bis abends ausschließlich grüne Smoothies. Wir konnten uns so viel davon nehmen, wie wir wollten. Schon am zweiten Tag fragte ich mich, ob ich das die ganze Woche über durchhalten würde. Wir standen jeden Morgen zwischen 5.30 Uhr und 6.00 Uhr morgens auf und gingen barfuß Laufen oder machten Yogaübungen. Am dritten Tag merkte ich, dass ich morgens erfrischt aufwachte und auch tagsüber sehr viel mehr Energie hatte. Ich war sehr erstaunt, wie schnell meine Müdigkeit verflogen war. Nach unserem „Morgensport" tranken wir ein Glas grüne Smoothies (oder zwei bis drei) und plauderten mit den anderen Teilnehmern. Dabei haben wir sehr interessante Menschen kennengelernt, die fast alle wegen gesundheitlicher Schwierigkeiten an dem Retreat teilnahmen. Wir redeten über unsere Erfahrungen mit grünen Smoothies und unsere Gesundheit, tauschten Ideen aus, und eine Dame lieh uns sogar ihren „Reisemixer", sodass wir auch im Urlaub, den wir im Anschluss an das Retreat verbringen wollten, grüne Smoothies zubereiten konnten! Valya demonstrierte uns, wie man perfekte Smoothies zubereitet. Victoria erzählte uns von ihren Forschungsarbeiten. Wir gingen mit Sergei Wildpflanzen sammeln und hatten auch Zeit für uns selbst, um die wunderschöne Gegend zu erkunden. Abends sahen wir uns verschiedene Dokumentarfilme über Gesundheit und gesunde Ernährung an. Auch diese waren sehr informativ und hatten eine tief greifende Auswirkung auf unser Leben. Die ganze Woche über hatte ich Entgiftungssymptome (Kopfschmerzen, Krämpfe etc.). Ich kann mich noch gut daran erinnern, dass Victoria uns riet, uns doch über diese Beschwerden zu freuen. Heute weiß ich, dass mein Körper damals den ganzen „Müll" herausgeworfen hat und dass dieser Prozess wirklich nötig war.

Am siebten Tag fühlte ich mich energiegeladen, leicht und hatte überhaupt keine Magenschmerzen mehr. Ich hatte das Gefühl, Großes geleistet zu haben. Nach dem Retreat waren wir noch drei Wochen lang auf Reisen. Da ich auf dieses wunderbare Gefühl einfach nicht verzichten wollte, sorgte ich dafür, dass ich weiterhin grüne Smoothies zu mir nehmen konnte. Dem Himmel sei Dank für den wunderbaren Reisemixer! Ich werde nie vergessen, wie sich das „normale" Essen in meinem Mund anfühlte, nachdem wir aus dem Retreat kamen.

Mein Mann, ich und unsere neun Monate alte Tochter trinken täglich grüne Smoothies. Und auch ein paar Freunde haben mit ihren Familien angefangen, grüne Smoothies in ihre tägliche Ernährung aufzunehmen. Ich bekomme seitdem nur noch dann Magenschmerzen, wenn ich etwas esse, von dem ich weiß, dass es mir nicht guttut. All diese Ereignisse liegen mittlerweile vier Jahre zurück.
Carmen Moyse (Adelaide, Australien)

Ich fühle mich jünger, gesünder und glücklicher

Als ich noch ein Kind war, war das Krankenhaus nahezu mein zweites Zuhause. Atemwegserkrankungen wie Lungenentzündung, Bronchitis, Mandelentzündung, Erkältungen und Grippe waren meine ständigen Begleiter. Zweimal wäre ich beinahe erstickt. Man verschrieb mir aggressive Medikamente wie Antibiotika und Mittel gegen Entzündungen, die mich noch kränker machten. Mein Immun- und Verdauungssystem wurden dadurch stark geschädigt. Schon mit zwanzig fühlte ich mich ungeheuer alt: schwach, blass, erschöpft, unglücklich und voller Zukunftsängste. Nichts interessierte mich. Ich litt unter ständigen Blähungen, starker Verstopfung, Müdigkeit, schlechtem Schlaf, hohem Blutdruck, schlechtem Gedächtnis und meine kognitiven Funktionen waren ebenfalls stark eingeschränkt.

Nachdem ich anfing, grüne Smoothies zu trinken, verbesserte sich mein Leben schlagartig. Allmählich klangen alle Beschwerden ab. Die grünen Smoothies nährten aber nicht nur meinen Körper, auch Geist und Seele erholten sich langsam. Mein Immunsystem wurde immer stärker und ich hatte sehr viel mehr Energie als früher. Und auch all meine negativen Emotionen wie Angst, Nervosität und Depression verschwanden. Ich habe heute viel mehr Selbstbewusstsein und Selbstvertrauen als früher und bin ein hoch motivierter Mensch geworden. Meine Beziehung zu Familie, Freunden und auch zu mir selbst hat eine ganz neue positive Qualität angenommen. Ich begegne anderen Menschen heute mit mehr Bewusstheit, Frieden und Spiritualität.

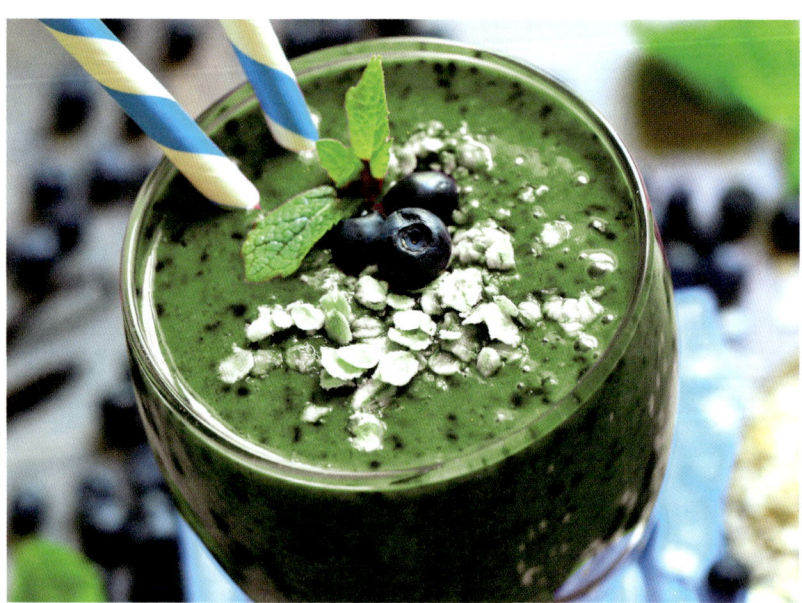

Selbst meine beruflichen und finanziellen Aussichten verbesserten sich dramatisch, sobald ich in der Lage war, mir klare Ziele zu setzen.

Meine Verdauungsprobleme gehören der Vergangenheit an: Ich habe zwei- bis dreimal am Tag Stuhlgang. Dieses volle, aufgeblähte Gefühl im Bauch ist verschwunden und mein Gewicht ist stabil.

Atemwegsprobleme wie Erkältungen, Grippe und Halsentzündung kenne ich heute nur noch vom Hörensagen und seit geraumer Zeit fehlt es mir nicht mehr an Energie. Ich bin nicht mehr erschöpft und habe keinen hohen Blutdruck mehr. Meine Haut ist stets klar und rein. Ich fühle mich jünger, gesünder und glücklicher aus als zuvor und sehe natürlich auch so aus.

Igor P-K (Chicago, USA)

Rollstuhl ade! Ein Leben ohne Rheuma

Bei meinen Reisen nach Los Angeles übernachtete ich immer bei zwei guten Freundinnen, die Schwestern sind. Eine von ihnen saß im Rollstuhl. Sie war damals seit über einem Jahr ans Bett gefesselt und musste tagsüber von einer Pflegerin versorgt werden.

Eines Tages kaufte ich einen Hochleistungsmixer, um mich bei den beiden Damen für ihre Gastfreundschaft zu bedanken. Ich zeigte ihnen, wie man damit grüne Smoothies macht, weil ich dachte, das könnte ihnen guttun. Christine, eine der beiden Schwestern, war ganz begeistert davon. Doch ausgerechnet Celeste, die Dame, die im Rollstuhl saß, nippte nur höflich daran, und meinte, es schmecke ja ganz gut, stellte den grünen Zaubertrank dann aber wieder weg – mit dem Kommentar, sie habe doch schon gegessen.

Nichtsdestotrotz ließ ich den Mixer bei den Damen und zeigte auch der Pflegerin, wie man grüne Smoothies macht. Dann fuhr ich wieder ab. Als die beiden mir schrieben, sie hätten den Mixer wieder verpackt, damit ich ihn beim nächsten Mal mitnehmen könne, war ich schon sehr enttäuscht.

Doch nur wenige Wochen später kam eine Nachricht von Celeste, die offensichtlich doch noch ihre Meinung geändert hatte. Die Pflegekraft fand die Smoothies super und bereitete für sich selbst regelmäßig welche zu. Celeste war schließlich tief beeindruckt von den äußerlichen Veränderungen ihrer Angestellten. Sie hatte einiges an Gewicht verloren und legte viel mehr Energie an den Tag als üblich. Außerdem gefiel ihr die neu gewonnene positive Einstellung der Frau. Also fragte sie sie, was denn plötzlich mit ihr los sei.

Das Geheimnis, so berichtete ihr die Pflegekraft, seien die grünen Smoothies. Als ich das nächste Mal zu Besuch war, erzählte mir Celeste, die das grüne Wunder zunächst links liegen gelassen hatte, begeistert von den Fortschritten, die sie mittlerweile schon gemacht hatte.

Und das war erst der Anfang! Beim nächsten Besuch saß meine Freundin nicht mehr im Rollstuhl, sondern marschierte glücklich und zufrieden auf ihren eigenen Beinen herum. Sie konnte sogar wieder Autofahren und unternahm ganz allein den ein oder anderen Ausflug. Sie, die Mutter, Großmutter und Urgroßmutter war, mixte ihre „grünen Elixiere" nun selbst und versorgte inzwischen die ganze Verwandtschaft damit. Celeste lädt jetzt ihre Enkel und Urenkel häufig in ihre Küche ein und zeigt ihnen dort höchstpersönlich, wie man grüne Smoothies macht.
Gerry Coffey (Decatur, USA)

Celestes wundervolle Heilung

Lieber Gerry,
die neusten Ereignisse liegen gerade einmal sechs Tage zurück. Ich war ja nur zu 90 Prozent überzeugt, dass Celestes Wunderheilung

wirklich auf die grünen Smoothies zurückzuführen ist. Sie nahm schließlich auch Medikamente gegen dieses schreckliche Rheuma ein. Doch dann, eines Tages, ließ sie die Medikamente einfach weg, ohne den Arzt darüber zu informieren. Sie verließ sich nur noch auf die grünen Smoothies, und tatsächlich war sie bald darauf vollkommen geheilt. Sie sagt, sie fühle sich jetzt wie eine Fünfundzwanzigjährige.

Celeste trinkt täglich grüne Smoothies und hat nun seit mehr als zwei Jahren kein Rheuma mehr. Unglücklicherweise reduzierte sie dann die grünen Smoothies und nahm sie nur noch einmal in der Woche zu sich. Und tatsächlich flackerte letzte Woche das Rheuma wieder auf: Die linke Hand schwoll vom Handgelenk ausgehend an und ihr wurde übel. Sie fühlte sich hundeelend. Dieses Mal ging sie zum Arzt, der feststellte, dass es Rheuma war, und verschrieb ihr ein Medikament dagegen sowie starke Schmerzmittel.

Doch die weise Celeste verzichtete auf die Medikamente, wusste sie doch, dass sie ihren Anfall auf andere Weise besiegen konnte. Sie fing wieder an, täglich ihre grünen Smoothies zu trinken und aß keine entzündungsfördernden Nahrungsmittel mehr. Ich bin glücklich, dass inzwischen alle Symptome vollständig abgeklungen sind. Sie fühlt sich wieder großartig und sieht der Zukunft freudig entgegen – alles nur wegen dieser wunderbaren grünen Tränklein. Nun sind wir ohne jeden Zweifel davon überzeugt: Es sind die grünen Smoothies, die Celestes Rheuma den Garaus gemacht haben.

Seitdem legt Celeste allen Menschen, die sie kennt, Victoria Boutenkos Rezepte ans Herz. Einer ihrer Freunde ist schon über neunzig. Auch er sagt, dass sein täglicher grüner Smoothie sein Rheuma und das seiner Zimmergenossen im Pflegeheim gelindert habe. Ihre Kinder, Enkel und die sechs Urenkel trinken ebenfalls täglich grüne Smoothies – dank Dir, Gerry, weil Du uns diesen tollen Mixer geschenkt hast.

Wir fühlen uns gesegnet, dass wir dieses Geheimnis für eine gute Gesundheit entdecken durften. Wenn doch alle Welt es kennen würde! *Christine*

Mit Leidenschaft für grüne Smoothies

Meine Mutter war schon immer eine Entdeckernatur. Im Sommer 2010 machte sie eine 7-Tage-Detox-Kur mit den Boutenkos. Als sie wieder nach Hause kam, war sie bester Laune, sah blendend aus und fühlte sich inspiriert. Sie hatte mehr als fünf Kilo abgenommen und einen strahlenden Teint. Sie konnte gar nicht mehr aufhören, über grüne Smoothies zu reden, und kaufte sofort für die ganze Familie einen Hochleistungsmixer.

Ich war angesichts dieser Begeisterung jedoch eher skeptisch. War dieser Kauf wieder nur eine ihrer verrückten Launen, die in ein paar Monaten verflogen sein würde? Glücklicherweise blieb sie am Ball, und ihre Beständigkeit überzeugte mich und alle anderen aus unserer Familie allmählich, das Ganze auch einmal selbst auszuprobieren. Ich sah, dass sie abgenommen hatte und wie es ihr gut ging, also versuchte ich es auch einmal mit dem grünen Drink. Im Laufe des darauffolgenden Jahres wurden grüne Smoothies zu einem wichtigen Bestandteil meines Lebens, wenn auch in geringerem Maße als bei meiner Mutter. Ich trank sie, wenn meine Mutter sie machte und hin und wieder bereitete ich mir selbst einen Smoothie zu. Ein Jahr später war meine Mutter immer noch von den Smoothies angetan und fragte mich, ob ich nicht mit ihr eine Detox-Kur mit grünen Smoothies in Kanada machen wolle.

Also ging ich im August 2011 zu Victoria Boutenkos Detox-Retreat. Dabei ernähren sich alle Teilnehmer ausschließlich von grünen Smoothies, hören sich Vorträge dazu an und genießen körperliche Bewegung verschiedenster Art. Ich habe mit meiner Mutter und meiner Schwester an dem Retreat teilgenommen. Sieben Tage lang gab es vier grüne Smoothies täglich und etwas Gemüserohkost. Das Retreat hat mein Leben verändert. Tag für Tag konnte ich spüren, wie gut die grünen Smoothies meinem Körper taten. Mein Hautbild verbesserte sich, ebenso wie meine Haare und meine Nägel – alles wurde stärker und zugleich weicher. Ich hatte weniger Appetit als sonst. Mein Körper wollte weit weniger Nahrung, als ich normalerweise täglich zu mir nahm, solange ich nur rohe, vitalstoffreiche und ganzheitliche Lebensmittel aß. In diesen sieben Tagen nahm ich sieben Pfund ab und fühlte mich viel leichter und unbelasteter.

Vor dem Retreat bei Victoria Boutenko kam mir der Gedanke, mich eine Woche lang nur von grünen Smoothies sowie von rohem Obst und Gemüse zu ernähren, jedoch etwas komisch vor – sieben lange Tage ohne eine einzige normale Mahlzeit. Ich esse gern und daher habe ich nicht daran geglaubt, dass ich das durchhalte. Nach den ersten beiden Tagen waren meine Ängste aber komplett verschwunden. Heute, drei Jahre später, nehme ich immer noch täglich grüne Smoothies zu mir und erzähle allen Menschen davon, die sich die Zeit nehmen wollen, mir zuzuhören. Ich bringe Einmachgläser mit verschiedenfarbigen Smoothies zum Babysitten mit oder auch in die Yogastunde. Selbst die beiden Jungs, auf die ich regelmäßig aufpasse – der eine ist ein Jahr, der andere drei Jahre alt – lieben meine grünen Smoothies. An Babysittingtagen nehme ich immer eine extragroße Portion mit, damit sie auch etwas davon abbekommen. Da ihre Kinder die grünen Smoothies so toll finden, haben die Eltern nun auch einen Hochleistungsmixer angeschafft und machen diese grünen Juwelen jetzt auch selbst. Die Jungs stehen auf grüne Smoothies, daher haben sie auch keine Verdauungsprobleme.

Detox mit Grünen Smoothies

Meine ganze Familie trinkt mittlerweile grüne Smoothies. Und wir bieten sie allen Besuchern an. Viele haben sich einen Mixer gekauft und mich gebeten, ihnen doch Tipps und Rezepte zu geben. Und sie machen alle dieselbe Erfahrung: Sie haben alle viel mehr Energie, wenn sie ihr Grünzeug in flüssiger Form zu sich nehmen.

Ich bin so begeistert von grünen Smoothies, dass ich mir derzeit überlege, selbst ein kleines Unternehmen zu gründen, um meine Leidenschaft mit anderen Menschen in meiner Stadt zu teilen.
Stephanie Brossmann (Seattle, USA)

Mehr Energie statt Reizdarmsyndrom

Ich habe eine ungewöhnliche Erfahrung gemacht, denn ich habe mich während der siebentägigen Detox-Kur bei Victoria Boutenko nicht besser gefühlt. Die Teilnehmer um mich herum waren alle hellauf begeistert, weil es jedem von ihnen besser ging. Ich aber hatte ständig mit Konzentrationsproblemen und Verstopfung zu kämpfen. Trotzdem habe ich mir zu Herzen genommen, was ich dort über grüne Smoothies gelernt habe: Ich fuhr nach Hause, kaufte mir einen Mixer, sah mir die DVDs an und plünderte meinen Obst- und Gemüsehändler.

Bei mir geschah jedoch kein Wunder. Ich wurde nicht über Nacht geheilt. Der Heilungsprozess hat bei mir Wochen oder gar Monate gedauert. Aber geheilt wurde auch ich! Mein Reizdarmsyndrom verschwand. Meine Nebenhöhlen waren wieder frei und ich verlor zwölfeinhalb Kilo. Heute habe ich mehr Energie als je zuvor.

Mittlerweile esse ich wieder normal, aber ein grüner Smoothie am Tag muss einfach drin sein. Wenn ich auf Reisen bin und mir keine grünen Smoothies machen kann, spüre ich förmlich, wie sehr mein Körper sie vermisst. Und wenn ich krank bin, ernähre ich mich ausschließlich von grünen Smoothies.

136

Das Detox-Retreat von Victoria Boutenko hat mir bewusst gemacht, dass wir im Leben die Wahl zwischen Gesundheit und Krankheit haben. Ich brauchte für diese Erkenntnis ein Retreat, weil man dort viel heilsame Unterstützung bekommt. Ein Buch zu lesen genügt einfach nicht, wenn es darum geht, den eigenen Lebensstil zu ändern. *Cindy Patterson* (Ashland, USA)

Geheilte Mutter versorgt eine Schule mit grünen Smoothies

Mein Name ist Isabelle, und ich habe das Detox-Retreat mitgemacht, weil ich Victoria Boutenkos Buch *Green for Life*[44] gelesen hatte. Als ich erfuhr, dass sie eine siebentägige Entgiftungskur mit grünen Smoothies leiten würde, ergriff ich die Gelegenheit beim Schopf. Eine ganze Woche lang nur grüne Smoothies – das war für mich eine komplette Verwandlung! Mein erstes Retreat bei Victoria hat mir so gut gefallen, dass ich mich gleich für ein zweites angemeldet habe.

Zuerst spürte ich, wie meine Gesichtshaut straffer wurde. Das mag Ihnen vielleicht banal vorkommen, aber ich konnte täglich zusehen, wie ich jünger und vitaler wurde. Vor dem Retreat hatte ich fast jeden Tag mit schweren Verstimmungen zu kämpfen. Wenn ich meine Medikamente einmal nicht nahm, fühlte ich mich am Nachmittag schon hundeelend. Während des Detox-Retreats vergaß ich jedoch zwei bis drei Tage lang einfach, die Tabletten zu nehmen, und mir ging es trotzdem wunderbar. Ich war überglücklich.

Selbst meiner Ärztin viel schließlich auf, dass es mir wesentlich besser ging, und sie meinte, ich sähe gesünder aus als je zuvor. Und wenn es mir heute einmal schlecht geht, fragt sie mich zuerst, was ich gegessen habe, und „verordnet" mir dann grüne Smoothies sowie jeden Tag etwas Rohkost.

Nach dem Detox-Retreat bei Victoria Boutenko war ich so hellauf begeistert von den grünen Smoothies, dass ich angefangen habe, für die Schüler in der Highschool meines Sohnes grüne Smoothies zu machen. Doch auch die Lehrer fanden meine Smoothies toll und stellten mir immer häufiger Fragen dazu. Also fing ich an, einmal pro Woche für die hundert Kids auf der Schule grüne Smoothies zuzubereiten. Heute bin ich dort bekannt als die „Lady mit den grünen Smoothies".

Im Jahr darauf stieg die Schülerzahl auf jedoch zweihundert, und ich schaffte es nicht mehr, meinen „Service" weiter anzubieten. Dennoch hat es mich gefreut, dass viele Schüler mich anschließend fragten, warum ich denn keine grünen Smoothies mehr mitbringen würde. Ich ermutigte sie schließlich dazu, die Smoothies doch selbst zu machen. Und es wurde zu einem Ritual, dass ich das Rezept an die Tafel schrieb, wenn ich einen grünen Smoothie mitbrachte. Drei Jahre später saß ich im Kino neben einer Klassenkameradin meines Sohnes und sie sprach mich an: Sie hätte die Smoothies super gefunden und es wäre wirklich schade gewesen, dass es keine mehr gab. Es hat mich sehr bewegt, dass ich diese Teenager, die sich normalerweise mehr für Fast Food als für gesundes Essen interessieren, derart für die grünen Smoothies begeistern konnte. Mein Sohn geht heute aufs College, aber wenn ein Freund von der Highschool ihn besucht, bieten wir ihm einen grünen Smoothie an. Und die Begeisterung für meinen grünen Drink hat nicht nachgelassen.

Ich liebe es noch immer, grüne Smoothies zuzubereiten. Einer meiner Lieblings-Smoothies enthält Spinat, sehr reife Pfirsiche und frische Ingwerwurzel. Diese leckere Mischung lieben einfach alle. Genießen auch Sie Ihre grünen Smoothies!
Isabelle (Redwood City, USA)

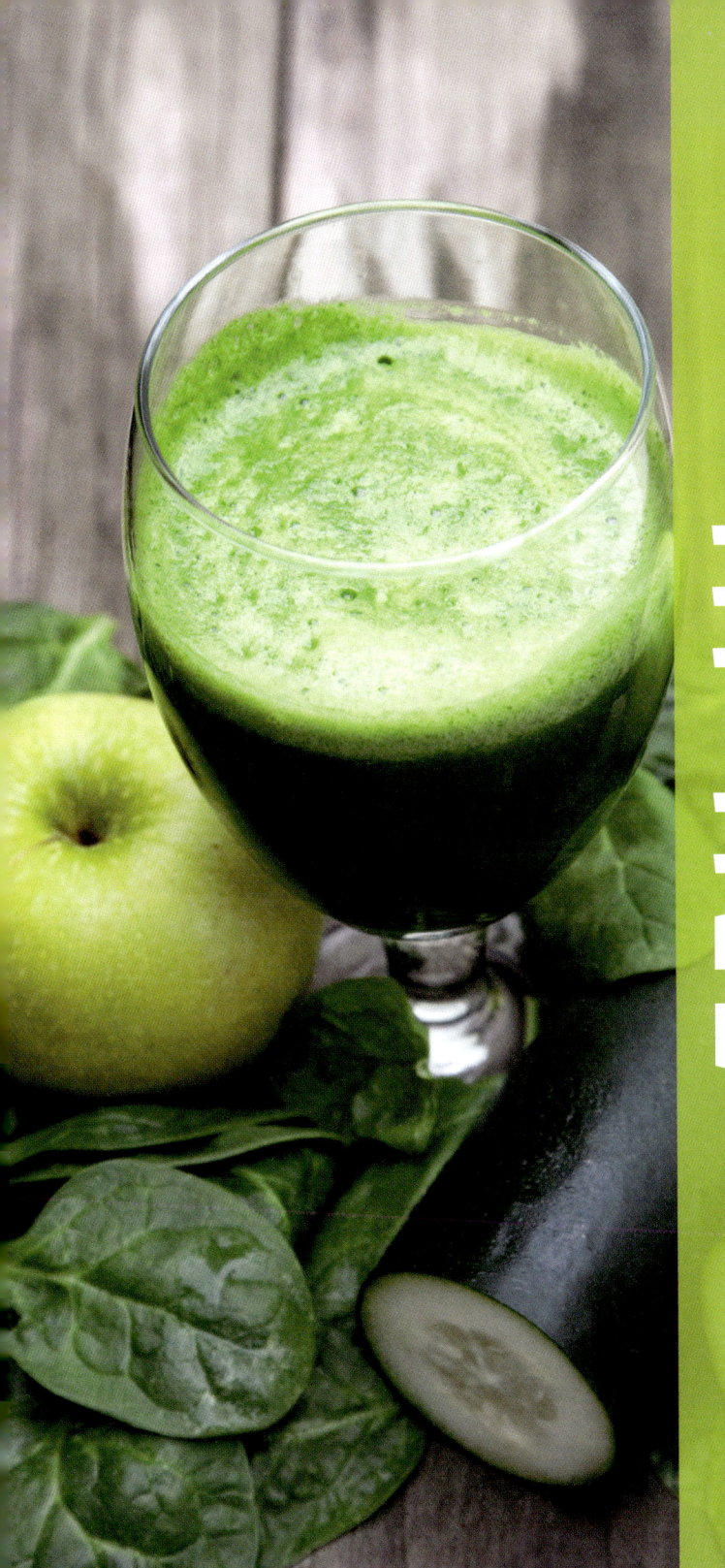

TEIL III

Detox mit Grünen Smoothies – Die Rezepte

Süße grüne Smoothies

Original Raw-Family-Smoothie

3 Tassen Spinat
2 Tassen Erdbeeren, frisch oder tiefgefroren
2 reife Bananen
2 Tassen Wasser
Ergibt etwa 1 Liter Smoothie

Grüner Brombeer-Traum

etwa 400 g Brombeeren, frisch oder tiefgefroren
1 Mango, geschält, entkernt und in Stücke geschnitten
3 Tassen roter Grünkohl, ohne Stiele
2 Tassen Wasser
Ergibt etwa 1 Liter Smoothie

Tropischer Energieschub

1 Tasse Ananasstücke
1 Tasse Mangostücke
1 Banane
3 Tassen Mangold, ohne Stiele
2 Tassen Wasser
Ergibt etwa 1 Liter Smoothie

Himbeer-Kombucha-Flirt

2 Tassen Grünkohl, ohne Stiele
1 Tasse Himbeeren, frisch oder tiefgefroren
1 Mango, geschält, entkernt und in Stücke geschnitten
2 Tassen Kombucha
Ergibt etwa 1 Liter Smoothie

Süßer Smaragd

2 Tassen kernlose Trauben
3 Kiwis, geschält
2 Bananen
2 Tassen rote Salatblätter
2 Tassen Wasser
Ergibt etwa 1 Liter Smoothie

Supergrünes Lebenselixier

2 Tassen Grünkohl, ohne Stiele
1 Salatgurke aus biologischem Anbau, mit Schale
3 reife Birnen, ohne Kerngehäuse, in Stücke geschnitten
Saft von 1 Limette
2 Tassen Wasser
Ergibt etwa 1 Liter Smoothie

Kombucha-Petersilien-Kick

1 Bund frische Petersilie
2 Kiwis, geschält

1 Apfel, ohne Kerngehäuse, in Stücke geschnitten
1 reife Banane
2 Tassen Kombucha
Ergibt etwa 1 Liter Smoothie

Fruchtiger Löwenzahn-Flip

3 Tassen Löwenzahnblätter
2 Mangos, geschält, entkernt und in Stücke geschnitten
1 Tasse Apfelsaft
1 Tasse Wasser
Ergibt etwa 1 Liter Smoothie

Grüner Pfirsich-Smoothie

5 Pfirsiche, ohne Stein
2 Kopfsalatherzen
2 Tassen Wasser
Ergibt etwa 1 Liter Smoothie

Löwenzahn-Infusion

2 Tassen Löwenzahnblätter
2 Mangos, geschält, entkernt und in Stücke geschnitten
3 Tassen Apfelsaft
1 Tasse Wasser
Ergibt etwa 1 Liter Smoothie

Wassermelonenfrische

5 Tassen Wassermelone, geschält und in Stücke geschnitten
1 Banane
2 Tassen junger Spinat
Saft von ½ Zitrone
Ergibt etwa 1 Liter Smoothie

Grüner Papaya-Flirt

3 Tassen Spinat
2 Papayas, geschält, entkernt und in Stücke geschnitten
1 Banane
2 Tassen Wasser
Ergibt etwa 1 Liter Smoothie

Süße grüne Melone

5 Tassen Cantaloupe-Melone, geschält und in Stücke geschnitten
2 Tassen grüne Salatblätter
½ Tasse Cranberrys, frisch oder tiefgefroren
1 Tasse Wasser
Ergibt etwa 1 Liter Smoothie

Nierenreiniger

5 Tassen Cantaloupe-Melone, geschält und in Stücke geschnitten
1 Bund frische Petersilie
½ Bio-Limette, mit Schale
Ergibt etwa 1 Liter Smoothie

Fruchtig süße Überraschung

1 Kopfsalat, ohne die groben äußeren Blätter
1 Apfel, mit Kerngehäuse, in Stücke geschnitten
1 reife Orange, geschält, entkernt und in Stücke zerteilt
1 Tasse Erdbeeren, frisch oder tiefgefroren
2 Tassen Wasser
Ergibt etwa 1 Liter Smoothie

Grüne Göttin

3 Tassen sehr junge Eichenblätter (nur kurz nach dem Austrieb sammeln, da sie ansonsten zu viele Gerbstoffe enthalten und giftig sind)
2 Bananen
1 Apfel, ohne Kerngehäuse, in Stücke geschnitten
1 Birne, ohne Kerngehäuse, in Stücke geschnitten
2 Tassen Wasser
Ergibt etwa 1 Liter Smoothie

Tropische grüne Minze

2 Tassen Ananasstücke
1 Tasse Mangostücke
1 Banane
2 Tassen Grünkohl, ohne Stiele
1 Zweig frische Minze
2 Tassen Wasser
Ergibt etwa 1 Liter Smoothie

Süße Petersilie

2 Tassen frische Petersilie
1 Apfel, ohne Kerngehäuse, in Stücke geschnitten
1 Banane
2 Medjoul-Datteln, ohne Kern
½ Bio-Limette, mit Schale
Ergibt etwa 1 Liter Smoothie

Grüner Schönheitstrunk

3 Tassen Romanasalat
1 Mango, geschält, entkernt und in Stücke geschnitten
1 Tasse Heidelbeeren, frisch oder tiefgefroren
1 kleines Stück frische Ingwerwurzel
2 Tassen Wasser
Ergibt etwa 1 Liter Smoothie

Vitalstoffe fürs Immunsystem

2 Tassen Spinat
1 Tasse Rucola
1 Apfel, ohne Kerngehäuse, in Stücke geschnitten
1 Banane
½ Tasse Cranberrys, frisch oder tiefgefroren
2 Tassen Wasser
Ergibt etwa 1 Liter Smoothie

Grüne Suppen

Die beiden folgenden Würzmischungen verleihen nicht nur Ihrer grünen Lieblingssuppe mehr Aroma.

Knoblauchwürze

½ Avocado, geschält und entkernt
½ Tasse Knoblauchzehen, geschält
Saft von 1 Zitrone
3 Tassen Wasser
Für ½ Liter Suppe

Feurig scharfe Chili-Würze

½ Avocado, geschält und entkernt
4 Jalapeño-Schoten, ohne Stiele und Samen
Saft von 1 Zitrone
3 Tassen Wasser
Für ½ Liter Suppe

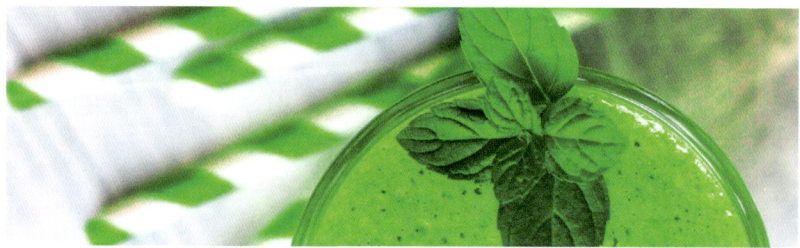

Dicke grüne Suppe

je 2 Tassen Spinat und Rucola

1 Tasse Kirschtomaten

½ Bund frischer Dill (oder andere frische Kräuter)

2 Tassen Staudensellerie, grobe in Stücke geschnitten

1 Avocado, geschält und entkernt

Saft von 2 Limetten

2 Tassen Wasser

Ergibt etwa1 Liter Suppe

Grüne Paprika- und Tomatensuppe

3 Tassen junger Spinat

3 rote Paprikaschoten, geputzt und entkernt

3 reife Tomaten

1 Avocado, geschält und entkernt

½ Bund frisches Basilikum

2 Tassen Wasser

Ergibt etwa 1 Liter Suppe

Erfrischende Senf-Koriander-Suppe

1 Tasse Senfblätter

1 Avocado, geschält und entkernt

2 Salatgurken aus biologischem Anbau, mit Schale

½ Bund Koriandergrün

Saft von 1 Zitrone

2 Tassen Wasser

Ergibt etwa 1 Liter Suppe

Italienische Gemüsesuppe

3 Tassen Spinat

3 Stängel Staudensellerie

½ Tasse frisches Basilikum

1 rote Paprikaschote, geputzt und entkernt

1 reife Tomate

1 Avocado, geschält und entkernt

½ Jalapeño-Schote, ohne Stiele und Samen

Saft von 2 Limetten

2 Tassen Wasser

Ergibt etwa 1 Liter Suppe

Gazpacho

3 Grünkohlblätter, ohne Stiele

1 Bund frisches Basilikum

3 große Tomaten

2 Stängel Staudensellerie

1 rote Paprikaschote, geputzt und entkernt

1 Avocado, geschält und entkernt

Saft von 2 Limetten

1 Knoblauchzehe, geschält

2 Tassen Wasser

Ergibt etwa 1 Liter Suppe

Grüne Suppe auf thailändische Art

6 Grünkohlblätter, ohne Stiele

2 Salatgurken aus biologischem Anbau, mit Schale

1 Avocado, geschält und entkernt

Saft von 2 Limetten
3 Knoblauchzehen, geschält
etwa 1 cm frische Kurkumawurzel (oder ½ TL Kurkumapulver)
etwa 1 cm frische Ingwerwurzel (oder ½ TL Ingwerpulver)
2 Tassen Wasser
Ergibt etwa 1 Liter Suppe

Gurken-Dill-Suppe

2 Salatgurken aus biologischem Anbau, mit Schale
½ Bund frischer Dill
1 Avocado, geschält und entkernt
5 Mangoldblätter, ohne Stiele
2 Stängel Staudensellerie
Saft von 2 Limetten
2 Knoblauchzehen, geschält
2 Tassen Wasser
Ergibt etwa 1 Liter Suppe

Quer durch den Kräutergarten

5 Mangoldblätter, ohne Stiele
je 1 Zweiglein frischer Oregano, Rosmarin und Petersilie
1 Avocado, geschält und entkernt
2 Salatgurken aus biologischem Anbau, mit Schale
Saft von 2 Limetten
2 Tassen Wasser
Ergibt etwa 1 Liter Suppe

Würzig-saure Tomatensuppe

1 Bund Brunnenkresse
½ Bund frisches Basilikum
5 große reife Tomaten
1 Avocado, geschält und entkernt
Saft von 2 Zitronen
2 Tassen Wasser
Ergibt etwa 1 Liter Suppe

Sprossencremesuppe

2 Tassen Sonnenblumensprossen
½ Tasse frische Petersilie
½ Tasse frischer Dill
1 Salatgurke aus biologischem Anbau, mit Schale
2 Tomaten
1 Avocado, geschält und entkernt
Saft von 2 Zitronen
2 Tassen Wasser
Ergibt etwa 1 Liter Suppe

Scharfe grüne Suppe

2 Tassen Rettich- oder Radieschengrün
½ Tasse frisches Basilikum
1 Avocado, geschält und entkernt
2 rote Paprikaschoten, geputzt und entkernt

2 Limetten, geschält
2 Tassen Wasser
Ergibt etwa 1 Liter Suppe

Delikate Löwenzahnsuppe

1 Tasse Löwenzahnblätter
1 Tasse Mangold, ohne Stiele
1 Stängel Staudensellerie
1 Avocado, geschält und entkernt
2 Salatgurken aus biologischem Anbau, mit Schale
Saft von 4 Limetten
1 kleines Stück frische Ingwerwurzel
2 Tassen Wasser
Ergibt etwa 1 Liter Suppe

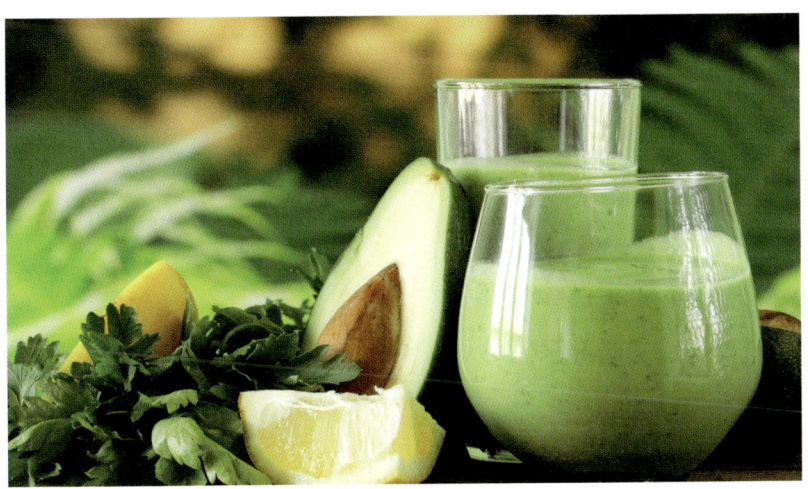

Grüner Pudding

Mango-Ekstase

2 Tassen Mangold, ohne Stiele
2 Mangos, geschält und entkernt
1 Birne, ohne Kerngehäuse, in Stücke geschnitten
1 Banane
Ergibt etwa 3 Tassen Pudding

Süßer grüner Pudding mit Biss

7 Grünkohlblätter, ohne Stiele
4 Birnen, ohne Kerngehäuse, in Stücke geschnitten
1 Banane
½ Bio-Limette, mit Schale, in Scheiben geschnitten
1 Prise Cayennepfeffer
Ergibt etwa 3 Tassen Pudding

Ananas-Petersilien-Glück

1 Bund frische Petersilie
2 Tassen Ananasstücke
1 Mango, geschält und entkernt
1 reife Orange, geschält, entkernt und in Stücke zerteilt
Ergibt etwa 3 Tassen Pudding

Kaki-Creme

5 Kakis, geschält und ohne Samen
3 Tassen junger Spinat
1 reife Banane
½ Bio-Limette, mit Schale, in Scheiben geschnitten
Ergibt etwa 3 Tassen Pudding

Grüner Nektar

1 gelbfleischige Papaya, geschält und entkernt
1 Tasse Spinat
½ Bio-Limette, mit Schale, in Scheiben geschnitten
1 Teelöffel Chiasamen
Ergibt etwa 3 Tassen Pudding

Fruchtiger Sprossenpudding

1 Tasse Sonnenblumensprossen
Fruchtfleisch von 1 Pfirsich & 1 Apfel, in Stücke geschnitten
Saft von 1 Limette
Ergibt etwa 3 Tassen Pudding

Goldene Melone

2 Tassen grüne Salatblätter
½ Honigmelone, geschält, entkernt und in Würfel geschnitten
1 Mango, geschält und entkernt
Saft von 1 Limette
Ergibt etwa 3 Tassen Pudding

Pink Elegance

1 Tasse Rote-Bete-Grün
1 Tasse Cranberrys, frisch oder tiefgefroren
5 Medjoul-Datteln, ohne Kern
1 Banane
1 Orange, geschält, entkernt und in Stücke zerteilt
1 Teelöffel Chiasamen
Ergibt etwa 3 Tassen Pudding

Zitronen-Minze-Dessert

1 Tasse Spinat
1 Banane
2 Mangos, geschält und entkernt
1 Orange, geschält, entkernt und in Stücke zerteilt
1 Zitrone, geschält, entkernt und in Stücke zerteilt
1 Zweig frische Minze
1 Teelöffel Flohsamenschalen
Ergibt etwa 3 Tassen Pudding

Erdbeer-Kokos-Traum

2 Tassen Romanasalat
Fleisch und Wasser einer jungen (Thai-)Kokosnuss
2 Tassen Erdbeeren, frisch oder tiefgefroren
1 Zitrone, geschält, entkernt und in Stücke zerteilt
Ergibt etwa 3 Tassen Pudding

Mangospaß

1 Tasse Mangold, ohne Stiele
3 Mangos, geschält, entkernt und in Stücke geschnitten
1 Tasse Cranberrys, frisch oder tiefgefroren
Ergibt etwa 3 Tassen Pudding

Smaragdgrüne Apfelsauce

Fruchtfleisch von 1 Banane & 4 Äpfeln, in Stücke geschnitten
2 Tassen Spinat
½ Teelöffel Zimt
1 Tasse Wasser
Ergibt etwa 3 Tassen Sauce

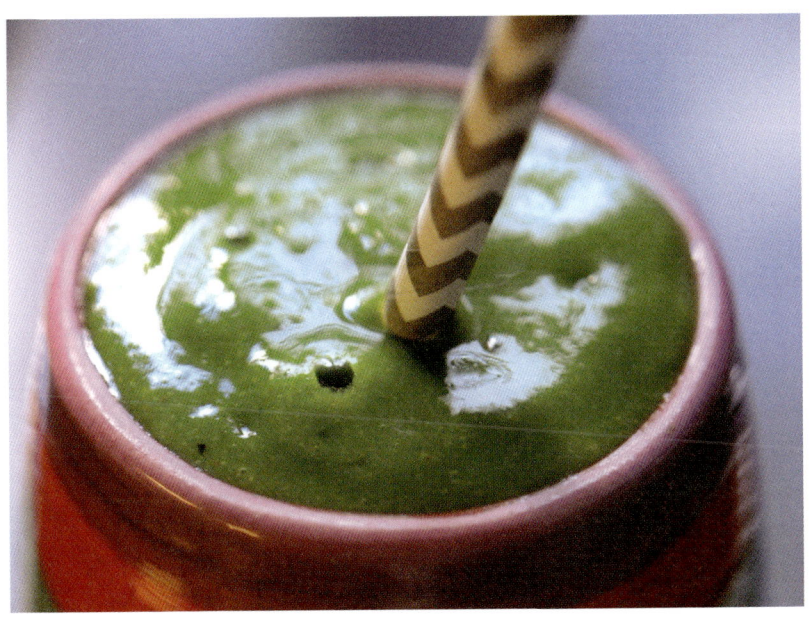

Der beste Pudding aller Zeiten

2 Mangos, geschält, entkernt und in Stücke geschnitten
2 Tassen Mangold, ohne Stiele
1 Tasse Ananasstücke
½ Bio-Limette, mit Schale, in Scheiben geschnitten
Ergibt etwa 3 Tassen Pudding

Purpur-Power-Pudding

1 Tasse Löwenzahnblätter
2 Tassen Heidelbeeren, frisch oder tiefgefroren
1 Orange, geschält, entkernt und in Stücke zerteilt
1 kleines Stück frische Ingwerwurzel
Ergibt etwa 3 Tassen Pudding

Kiwi tropical

5 Grünkohlblätter, ohne Stiele
2 Stängel Staudensellerie
1 Tasse Ananasstücke
1 Banane und 4 reife Kiwis, geschält
1 Teelöffel Flohsamenschalen
Ergibt etwa 3 Tassen Pudding

Traumhaft grünes Eis am Stiel

2 Tassen Spinat
2 Tassen Himbeeren, frisch oder tiefgefroren
1 Tasse Cranberrys, frisch oder tiefgefroren

2 Bananen
5 Medjoul-Datteln, ohne Kern
1 Teelöffel Flohsamenschalen
1 Tasse Wasser
Ergibt etwa 1 Liter (oder 6 bis 10 Eis am Stiel)

Alle Zutaten gut durchmixen, in Formen für Eis am Stiel gießen und in den Gefrierschrank stellen.

Grünes Pudding-Vergnügen

Dieser elegante Grüne sorgt garantiert für entspannte Ferienstimmung! Wir servieren ihn mit Vorliebe bei unseren Retreats. Er hat es in die Top-Ten der beliebtesten Smoothies geschafft.
Stellen Sie 10 Gläser auf einem Tablett bereit.

Für die untere Schicht mixen Sie folgende Zutaten gut durch:
1 Tasse Brombeeren, frisch oder tiefgefroren
2 Äpfel, ohne Kerngehäuse, in Stücke geschnitten
1 Bio-Zitrone, mit Schale, in Scheiben geschnitten
4 Zweige frische Minze
2 Tassen Wasser
Ergibt etwa 10 Tassen Pudding

Da die Flüssigkeit noch recht dünn ist, reduzieren Sie die Geschwindigkeit Ihres Mixers und geben bei laufendem Mixer vier gehäufte Teelöffel Flohsamenschalen dazu. Anschließend den Mixer ausschalten und die Gläser etwa zu einem Drittel mit der Flüssigkeit füllen.

Für die mittlere Schicht mixen Sie folgende Zutaten gut durch:
3 Tassen Spinat
2 reife Bananen
3 Orangen, geschält, entkernt und in Scheiben geschnitten
2 Tassen Wasser

Da auch diese Mischung noch zu dünnflüssig ist, geben Sie wieder
vier gehäufte Teelöffel Flohsamenschalen in den laufenden Mixer.
Reduzieren Sie jedoch vorher die Geschwindigkeit. Den Mixer
danach ausschalten und die Flüssigkeit zügig
über die erste Schicht in die Gläser geben.

Für die obere Schicht mixen Sie folgende Zutaten gut durch:
2 Tassen Cranberrys, frisch oder tiefgefroren
7 große Datteln, ohne Kern
1 reife Banane
2 Tassen Wasser

Auch die Flüssigkeit für die dritte Schicht ist noch zu dünn.
Reduzieren Sie die Geschwindigkeit des Mixers und geben Sie
4 gehäufte Teelöffel Flohsamenschalen dazu. Gut einarbeiten,
dann den Mixer ausschalten und die Mischung auf die beiden
anderen Schichten in den Gläsern geben. Der Pudding wird
innerhalb von wenigen Minuten fest. Mit frischen Früchten,
Beeren und grünen Blättern garnieren und sofort servieren.

Die Lieblingssuppen und -salate meiner Familie

Diese gesunden Gerichte eignen sich sehr gut für die Zeit nach dem siebentägigen Detox-Retreat mit grünen Smoothies. Die folgenden Rezepte sollen jedoch nur als Anregung dienen. Ich möchte Sie dazu einladen, meine Vorschläge ganz nach Ihren Wünschen und Vorlieben abzuwandeln.

Sättigender gemischter Salat

5 Tassen Babyspinat, grob gehackt

1 Karotte, fein geraspelt

¼ Daikon-Rettich, fein geraspelt

1 Salatgurke, grob geraspelt

5 Frühlingszwiebeln, in Ringe geschnitten

½ Bund frisches Basilikum, fein gehackt

4 Esslöffel Würzhefeflocken

3 Esslöffel rohe Tomatensauce

1 Esslöffel naturreines Pflanzenöl

¼ Teelöffel Meersalz (wahlweise)

Ergibt etwa 3 Portionen

Alle Zutaten in einer großen Schüssel vermengen und sofort servieren.

Hinweis: *Die Tomatensauce wird selbst gemacht aus grob gehackten Kirschtomaten, Zwiebeln, Knoblauch, Chilischoten, Koriandergrün, Limettensaft, Salz und Pfeffer. Wahlweise können Sie aber auch eine zuckerfreie Tomatensauce in Bio-Qualität verwenden.*

Süßkartoffelsalat für die schlanke Linie

1 Süßkartoffel, geschält und gedämpft
2 Tassen Staudensellerie, in feine Stücke geschnitten
2 Salatgurken, in Scheiben geschnitten
¼ Teelöffel Meersalz
2 Knoblauchzehen, geschält und fein gehackt
¼ Teelöffel Cayennepfeffer
Ergibt etwa 2 Portionen

Die Süßkartoffel in einer großen Schüssel mit der Gabel zerdrücken. Die restlichen Zutaten dazugeben, gut vermengen und sofort servieren.

Russischer Salat

1 Bund Rucola
1 rohe Rote Bete, geschält
1 Karotte, geschält
½ Apfel, ohne Kerngehäuse, fein geraspelt
2 Bio-Senfgurken, in Scheiben geschnitten
½ Avocado, geschält, entkernt und in Stücke geschnitten
1 rote Zwiebel, in dünne Ringe geschnitten

4 Zweige frischer Dill, fein gehackt
1 Tasse Erbsen, tiefgefroren
Saft von ½ Orange
1 Esslöffel kalt gepresstes Olivenöl
½ Teelöffel grobes Meersalz
Ergibt etwa 3 Portionen

Rucola in einer Schüssel mit kaltem Wasser bedecken und gründlich waschen. Warten Sie, bis der Sand sich abgesetzt hat. Dann die Blätter herausnehmen. Rucola grob hacken und in eine Salatschüssel geben. Rote Bete sowie die Karotte und den Apfel über den Rucola raspeln. Senfgurken, Avocado, Zwiebelringe und Dill dazugeben. Die Erbsen in einen kleinen Topf geben und diesen mit Wasser auffüllen. Das Wasser zum Kochen bringen und sofort abgießen. Die abgekühlten Erbsen zu den anderen Zutaten geben. Den Salat mit Orangensaft sowie Olivenöl beträufeln und mit etwas Salz bestreut servieren.

Salat mit Mini-Blattgemüse
6 Tassen Mini-Blattgemüse
4 Frühlingszwiebeln, fein gehackt
¼ Teelöffel Meersalz
1 Esslöffel kalt gepresstes Olivenöl
3 Esslöffel Würzhefeflocken
Ergibt etwa 2 Portionen

Alle Zutaten in eine große Schüssel geben, gut vermengen und sofort servieren.

Hinweis: *Unter „Mini-Blattgemüse" versteht man Sprossen aus Bohnen, Linsen oder Klee- und Kohlsorten, die zum Grünen in die Sonne gestellt wurden und bereits erste Blättchen angesetzt haben.*

Rübli-Salat

2 Herbstrüben, geraspelt
1 Karotte, fein geraspelt
4 Frühlingszwiebeln, fein gehackt
1 Bund Koriandergrün, fein gehackt
1 mittelgroße Tomate, von harten Teilen befreit und grob in Stücke geschnitten
2 Knoblauchzehen, geschält und fein gehackt
½ Teelöffel Meersalz
1 Esslöffel kalt gepresstes Olivenöl
Ergibt etwa 2 Portionen

Alle Zutaten in eine große Schüssel geben, gut vermengen und sofort servieren.

Hinweis: *Die kugelige Herbstrübe ist mit der Mairübe und der Bayerischen Rübe verwandt und zeichnet sich durch einen besonders feinen Geschmack aus. Die Rübe ist violett, wo sie von der Sonne beschienen wurde, der in der Erde steckende Teil der Knolle jedoch bleibt weiß. Daher die charakteristische Zweifarbigkeit. Das Teltower Rübchen ist eine Sonderform der Herbstrübe.*

Würziger Krautsalat

¼ Weißkohl, sehr fein geschnitten

1 rote Paprikaschote, geputzt, entkernt und in Streifen geschnitten

5 Zweige frische Petersilie, fein gehackt

3 Frühlingszwiebeln, grob gehackt

1 Esslöffel kalt gepresstes Olivenöl

2 Esslöffel Würzhefeflocken

Saft von ½ Zitrone

¼ Teelöffel Meersalz

Ergibt etwa 2 Portionen

Alle Zutaten in einer großen Schüssel gut vermengen, dekorativ anrichten und sofort servieren.

Scharfe Linsensuppe

4 Tassen Wasser

2 Tassen Linsen, über Nacht eingeweicht

1 mittelgroße Süßkartoffel, geschält und in Würfel geschnitten

1 rote Paprikaschote, geputzt, entkernt und klein geschnitten

1 Stängel Staudensellerie, klein geschnitten

5 große Knoblauchzehen, geschält und fein gehackt

½ Teelöffel Cayennepfeffer

½ Teelöffel Meersalz

3 Esslöffel Zitronensaft

1 Frühlingszwiebel, klein geschnitten

1 Zweig frischer Dill

Ergibt etwa 3 Portionen

Wasser in einem großen Topf zum Kochen bringen. Die Linsen hineingeben und umrühren, damit sie nicht am Boden haften. Anschließend 15 Minuten köcheln lassen, dann die restlichen Zutaten bis auf Zitronensaft, Frühlingszwiebeln und Dill zu der Suppe geben. Weitere 10 Minuten bei niedriger Hitze köcheln lassen, bis die Kartoffelwürfel gar sind. Vom Herd nehmen und den Zitronensaft einrühren. Mit Frühlingszwiebelringen und Dill bestreut servieren.

Pak-Choi-Suppe

4 Tassen Wasser
1 mittelgroße Süßkartoffel, geschält und in Würfel geschnitten
1 Karotte, in feine Streifen geschnitten
2 Tassen Brokkoliröschen
5 kleine Köpfe junger Pak Choi, fein geschnitten
5 kleine Champignonköpfe, fein gehackt
2 mittelgroße Tomaten, von harten Teilen befreit und grob
in Stücke geschnitten
½ Teelöffel Meersalz
½ Teelöffel Cayennepfeffer
3 Esslöffel Zitronensaft
1 Esslöffel kalt gepresstes Olivenöl (wahlweise)
1 Zweig frische Petersilie (oder andere frische Kräuter), fein gehackt
Ergibt etwa 3 Portionen

Das Wasser in einem großen Topf zum Kochen bringen. Süßkartoffel, Karotte und Brokkoli hineingeben und sofort umrühren, damit das Gemüse nicht am Topfboden anhaftet. Die Suppe 5 Minuten köcheln lassen, dann Pak Choi, Champignons und Tomaten hinzufügen.

Weitere 3 Minuten bei niedriger Hitze köcheln lassen. Den Topf vom Herd nehmen und die Suppe mit Salz, Cayennepfeffer, Zitronensaft und Olivenöl würzen. Mit fein gehackter Petersilie bestreut servieren.

Rote-Bete-Suppe

4 Tassen Wasser
2 mittelgroße Rote Bete, geschält und in Würfel geschnitten
¼ Weißkohl, fein geschnitten
1 Karotte, in feine Streifen geschnitten
1 Kartoffel, geschält und in Würfel geschnitten
etwa 2,5 cm frische Ingwerwurzel, in feine Scheiben geschnitten
1 Zwiebel, in Würfel geschnitten
3 Tassen junge Brennnesselblätter (ersatzweise Babyspinat),
grob zerteilt
½ Teelöffel Meersalz
3 Esslöffel Zitronensaft
1 Esslöffel kalt gepresstes Olivenöl (wahlweise)
1 Zweig frische Petersilie (oder andere frische Kräuter), fein gehackt
Ergibt etwa 3 Portionen

Das Wasser in einem großen Topf zum Kochen bringen und die Rote Bete hineingeben. Umrühren, damit sie nicht am Topfboden anhaften. Anschließend 15 Minuten köcheln lassen, dann Kohl, Karotte, Kartoffel, Ingwer und Zwiebeln dazugeben. Weitere 5 Minuten bei niedriger Hitze garen, dann die Brennnesselblätter dazugeben. Nochmals 3 Minuten köcheln lassen. Den Topf vom Herd nehmen und die Suppe mit Salz, Zitronensaft und Olivenöl würzen. Mit Petersilie bestreut servieren.

Cremige Brokkolisuppe

4 Tassen Wasser
1 mittelgroße Süßkartoffel, geschält und in Würfel geschnitten
1 mittelgroße Kartoffel, geschält und in Würfel geschnitten
5 Tassen Brokkoli, grob zerteilt
2 mittelgroße Tomaten, von harten Teilen befreit und
grob in Stücke geschnitten
½ Teelöffel Meersalz
½ Teelöffel Cayennepfeffer
3 Esslöffel Zitronensaft
1 Esslöffel kalt gepresstes Olivenöl (wahlweise)
1 Zweig frische Petersilie (oder andere frische Kräuter), fein gehackt
5 Zweige frisches Basilikum, fein gehackt
Ergibt etwa 3 Portionen

Das Wasser in einem großen Topf zum Kochen bringen und die
Kartoffeln hineingeben. Umrühren, damit sie nicht am Topfboden
anhaften. Anschließend 15 Minuten köcheln lassen, dann Brokkoli
und Tomaten dazugeben. Weitere 5 Minuten bei niedriger Hitze
köcheln lassen. Den Topf vom Herd nehmen und die Suppe mit Salz,
Cayennepfeffer, Zitronensaft und Olivenöl würzen.
Mit Petersilie und Basilikum bestreut servieren.

Cremige Brennnesselsuppe

4 Tassen Wasser
2 mittelgroße Süßkartoffeln, geschält und in Würfel geschnitten
3 Tassen junge Brennnesselblätter (ersatzweise Spinat), grob zerteilt

2 Stängel Staudensellerie, grob in Stücke geschnitten
5 Zweige Koriandergrün, fein gehackt
½ Tasse Haferflocken in Bio-Qualität
½ Teelöffel Cayennepfeffer
½ Teelöffel Meersalz
3 Esslöffel Zitronensaft
1 Esslöffel kalt gepresstes Olivenöl (wahlweise)
1 Zweig frische Petersilie (oder andere frische Kräuter), fein gehackt
Ergibt etwa 3 Portionen

Das Wasser in einem großen Topf zum Kochen bringen und die Süßkartoffeln hineingeben. Umrühren, damit sie nicht am Topfboden anhaften. Anschließend 5 Minuten köcheln lassen, dann Brennnesselblätter, Sellerie, Koriandergrün, Haferflocken und Cayennepfeffer dazugeben. Weitere 3 Minuten bei niedriger Hitze garen. Den Topf vom Herd nehmen und die Suppe mit Salz, Zitronensaft und Olivenöl würzen. Mit Petersilie bestreut servieren.

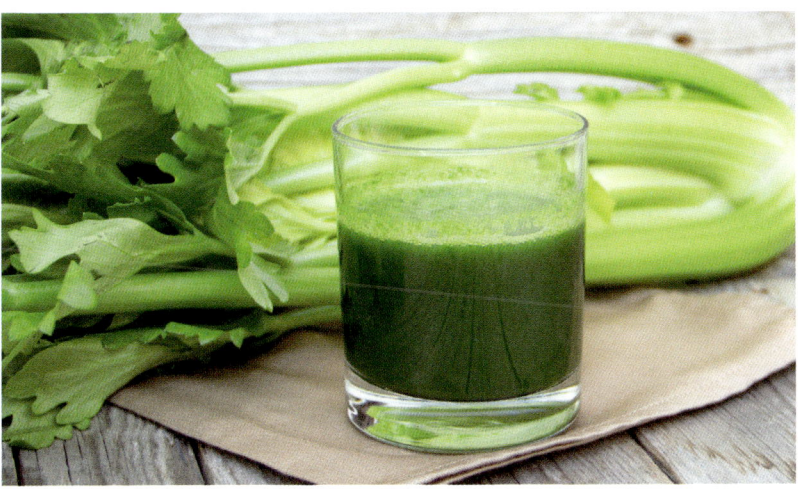

Anhang

Anmerkungen

[1] Anita Soni: „Aspirin Use among the Adult U.S. Noninstitutionalized Population, with and without Indicators of Heart Disease. Agency for Healthcare Research and Quality", Rockville 2005; erschienen in: „Statistical Brief #179". Siehe *http://meps.ahrq.gov/ mepsweb/data_files/publications/st179/stat179.pdf*

[2] Siehe *www.taz.de/1/archiv/digitaz/artikel/?ressort=sw&dig=2012%2F01%2F23% 2Fa0086&cHash=14810d3a3c0aed1e57163ffd7c4d1120*

[3] Siehe *www.cips-conference.de/WBB/PMM/chronische-erkrankungen-und-demographie*

[4] Siehe *www.spiegel.de/gesundheit/ernaehrung/uebergewicht-2-1-milliarden-menschen-sind-zu-dick-a-972097.html*

[5] Siehe *www.handelsblatt.com/finanzen/vorsorge/versicherung/krankenversicherung-in-den-usa-gesundheitskosten-von-vier-billionen-euro/11430948-3.html*

[6] Siehe *www.destatis.de/DE/ZahlenFakten/GesellschaftStaat/Gesundheit/-Gesundheitsausgaben/Gesundheitsausgaben.html*

[7] „Are They Really Ready to Work? Employers' Perspectives on the Basic Knowledge and Applied Skills of New Entrants to the 21st Century Workforce". The Conference Board. The Partnership for 21st Century Skills, Corporate Voices for Working Families and the Society for Human Resource Management, 2006. Siehe *www.p21.org/storage/documents/FINAL_REPORT_PDF09-29-06.pdf*

[8] Gloria Bonilla-Santiago: „No Excuses. We Need 100 Percent High School Graduation". STEM Education, US-Newsblog vom 18. März 2013. Siehe *www.usnews.com/news/blogs/ stem-education/2012/05/31/no-excuses-we-need-100-percent-high-school-graduation*

[9] Bryant-McGill-Zitate in der Datenbank „Goodreads". Siehe *www.goodreads.com/author/ quotes/5824390.Bryant_McGill*

[10] Siehe *www.simplypsychology.org* oder in deutscher Sprache unter *http://de.wikipedia.org/ wiki/Konformitätsexperiment_von_Asch*

[11] Paul C. Bragg: *Wunder des Fastens. Fitness und Jugend durch individuell richtiges Fasten.* 2., überarbeitete Auflage. Fit fürs Leben Verlag, Weil der Stadt 2003

[12] Siehe dazu auch *www.apotheken-umschau.de/Knochen/Wie-heilt-ein-Knochenbruch-336353.html*

[13] Siehe *http://de.statista.com/statistik/daten/studie/175483/umfrage/ pro-kopf-verbrauch-von-zucker-in-deutschland/*

[14] Der *Codex Alimentarius* ist eine Sammlung von Normen für die Lebensmittelsicherheit, die von der Ernährungs- und Landwirtschaftsorganisation der Vereinten Nationen sowie der Weltgesundheitsorganisation und der Europäischen Gemeinschaft herausgegeben

wurde. In der EU ist die Liste der Lebensmittelzusatzstoffe kürzer und umfasst derzeit (Stand: 1.5.2015) 360 verschiedene Stoffe. Siehe dazu auch *http://de.wikipedia.org/wiki/ Liste_der_Lebensmittelzusatzstoffe*

[15] So konnten im Jahr 2004 in einer WWF-Kampagne im Rahmen der Debatte über Zulässigkeitsgrenzen für Chemikalien bis zu 76 verschiedene Umweltgifte im Blut einzelner EU-Abgeordneter nachgewiesen werden.
Siehe *www.ingenieur.de/Branchen/Chemie-Pharmaindustrie/EU-Abgeordnete-entpuppen-wandelnde-Chemiecocktails*

[16] Eine sehr aufschlussreiche Zusammenstellung der in Deutschland und Österreich häufig in handelsüblichem Brot sowie in Kleingebäck enthaltenen Zutaten und Zusatzstoffe können Sie unter *www.wissensforum-backwaren.de/files/wfb_broschuere12_d.pdf* herunterladen.

[17] Definition nach George Kvesitadze, Gia Khatisashvili, Tinatin Sadunishvili, Jeremy J. Ramsden: *Biochemical Mechanisms of Detoxification in Higher Plants. Basis of Phytoremediation.* Springer Verlag, Berlin 2006, Seite 2

[18] Ebda., Seite 1

[19] Zur Geschichte der Seife, siehe *www.planet-wissen.de/alltag_gesundheit/sauberkeit/seife/* oder oder in englischer Sprache unter *www.cleaninginstitute.org/clean_living/soaps_detergent_history.aspx*

[20] Bob Barnett: „Is Hand Sanitizer Toxic?", auf: CNN Health am 16. Oktober 2013. Siehe *www.cnn.com/2013/10/16/health/hand-sanitizer-toxic-upwave/* Siehe dazu auch *www.spiegel.de/wissenschaft/medizin/triclosan-desinfektionsmittel-koennte-muskel-schaedigen-a-849943.html*

[21] Shalini Misra, R.K. Maikhuri et al.: „Wild Leafy Vegetables. A Study of Their Subsistence Dietetic Support to the Inhabitants of Nanda Devi Biosphere Reserve, India". In *Journal of Ethnobiology and Ethnomedicine* 4 (2008), Seite 15

[22] M. B. Nordeide, A. Hatloy, M. Folling, E. Lied, A. Oshaug: „Nutrient composition and nutritional importance of green leaves and wild food resources in an agricultural district, Koutiala, in southern Mali". In *International Journal of Food Sciences and Nutrition* 47, Nr. 6 (1996), Seite 455 ff. Siehe *www.ncbi.nlm.nih.gov/pubmed/8933199?dopt=Abstract&holding=f1000,f1000m,isrctn*

[23] Melissa Johnson et al.: „Diets Containing Traditional and Novel Green Leafy Vegetables Improve Liver Fatty Acid Profiles of Spontaneously Hypertensive Rats". In *Lipids in Health and Disease* 12 (2013), Seite 168

[24] „Foods That Fight Cancer. Dark Green Leafy Vegetables", American Institute for Cancer Research. Siehe *http://.aicr.org/foods-that-fight-cancer/foodsthatfightcancer_leafy_vegetables.html*

[25] C. Wang, K.M. Riedl, S. J. Schwartz: „A Liquid Chromatography-Tandem Mass Spectrometric Method for Quantitative Determination of Native 5-methyltetra hydrofolate and Its Polyglutamyl Derivatives in Raw Vegetables". In *Journal of Chromatography B Analytical Technologies in the Biomedical and Life Sciences* 878, Nr. 29 (2010), Seite 2949 ff. Siehe *www.ncbi.nlm.nih.gov/pubmed/20888309*

[26] S. Rokkaya, C.J. et al.: „Cabbage (*Brassica oleracea L. var. capitata*) Phytochemicals with Antioxidant and Anti-inflammatory Potential". In *Asian Pacific Journal of Cancer Prevention* 14, Nr. 11 (2013), Seite 6657 ff. Siehe *www.ncbi.nlm.nih.gov/pubmed/24377584*

[27] Siehe *http://de.wikipedia.org/wiki/Makuladegeneration/Häufigkeit*

[28] J.M. Seddon et al.: „Dietary Carotenoids, Vitamins A, C, and E, and Advanced Age-Related Macular Degeneration. Eye Disease Case-Control Study Group". In *Journal of the American Medical Association* 272, Nr. 18 (1994), Seite 1413. Siehe *www.ncbi.nlm.nih.gov/pubmed/7933422*

[29] J.M. Conly et al.: „The Contribution of Vitamin K_2 (*menaquinones*) Produced by the Intestinal Microflora to Human Nutritional Requirements for Vitamin K". In *American Journal of Gastroenterology* 89, Nr. 6 (1994), Seite 915

[30] Siehe „Literaturempfehlungen" im Anhang, Seite 171 ff.

[31] Helen Kollias: „Research Review. A Calorie Isn't a Calorie". In *Precision Nutrition* (Blog). Siehe *www.precisionnutrition.com/digesting-whole-vs-processed-foods*

[32] „Why Is It So Important to Eat Ripe Fruit?", leider nur in russischer Sprache auf dem Blog *Fruitarian.ru* unter *http://fruitarian.ru/pochemu-tak-vazhno-est-spelye-frukty* abrufbar.

[33] Mehr über die Abhängigkeit von Kaffee können Sie unter *http://aufstehen.net/zusatzinfos/faszination-koffein/koffein-verliert-seine-wirkung-schnell/* nachlesen.

[34] Sara E. Luckhaupt: „Short Sleep Duration among Workers – United States, 2010". In *Morbidity and Mortality Weekly Report*, Centers for Disease Control and Prevention, 61, Nr. 16 vom 27. April 2012, Seite 281 ff. Siehe *http://www.cdc.gov/mmwr/preview/mmwrhtml/mm6116a2.htm*

[35] Siehe *http://de.statista.com/statistik/daten/studie/167416/umfrage/gruende-fuer-schlafmangel/*

[36] Siehe *http://www.zentrum-der-gesundheit.de/bpa-bisphenol-ia.html*

[37] Siehe *www.natuerlich-online.ch/magazin/artikel/eine-saubere-sache/*

[38] Siehe *www.bund-thueringen.de/service/oeko_tipps_bund_thueringen/regenwuermer/*

[39] Victoria Boutenko: *Grüne Smoothies. Der Bestseller von der Erfinderin der Grünen Smoothies. Aktualisierte Neuauflage.* Hans-Nietsch-Verlag, Emmendingen 2015

[40] Siehe „Hilfreiche Websites" im Anhang, Seite 172

[41] Siehe dazu die „Literaturempfehlungen" im Anhang, Seite 171 ff.

[42] Victoria Boutenko: *Green for Life. Der Klassiker zum Thema Grüne Smoothies. Aktualisierte Neuauflage.* Hans-Nietsch-Verlag, Emmendingen 2014

[43] Siehe *www.youtube.com/watch?v=KLjgBLwH3Wc*

[44] Victoria Boutenko: *Green for Life. Der Klassiker zum Thema Grüne Smoothies. Aktualisierte Neuauflage.* Hans-Nietsch-Verlag, Emmendingen 2014

Weiterführende Literatur und hilfreiche Websites

Literaturempfehlungen

Arndt, Ulrich: *Kombucha, Kefir & Co. Gesund und fit mit Power-Drinks.* Hans-Nietsch-Verlag, Emmendingen 2014

Bergasa, Ana M. L.: *Die erstaunliche Wirkung von Magnesium. Über die Bedeutung von Magnesium und Probleme bei Magnesiummangel.* Ennsthaler Verlag, Steyr Verlag (Österreich) 2014

Boutenko, Victoria: *Green for Life. Der Klassiker zum Thema Grüne Smoothies. Aktualisierte Neuauflage.* Hans-Nietsch-Verlag, Emmendingen 2014

Boutenko, Victoria: *Grüne Smoothies. Die 100 besten Zutaten für Gesundheit & Wohlbefinden.* Hans-Nietsch-Verlag, Emmendingen 2015

Boutenko, Victoria: *Grüne Smoothies. Der Bestseller der Erfinderin der Grünen Smoothies. Aktualisierte Neuauflage.* Hans-Nietsch-Verlag, Emmendingen 2015

Boutenko, Victoria: *Die Vitalrohvolution. 12 Schritte zu lebendiger Nahrung.* Omega-Verlag, Aachen 2010

Boutenko, Victoria, Igor, Sergei and Valya: *Raw Familiy. A True Story of Awakening.* Raw Family Publishing, Ashland (Oregon) 2000

Bräutigam, Gabriele: *Wilde grüne Küche. 10 Wildkräuter – 50 Power-Snacks.* Hans-Nietsch-Verlag, Emmendingen 2015

Bräutigam, Gabriele: *Wilde grüne Smoothies. 50 Kräuter – 50 Rezepte.* Hans-Nietsch-Verlag, Emmendingen 2014

Bragg, Paul C.: *Wunder des Fastens. Fitness und Jugend durch individuell richtiges Fasten.* 2., überarbeitete Auflage. Fit fürs Leben Verlag, Weil der Stadt 2003

Calabrese, Karyn: *Innere Reinigung. Das Detox-Programm zur Harmonisierung und Regeneration von Körper und Geist.* Hans-Nietsch-Verlag, Emmendingen 2012

Couplan, François, und Dumaine, Jean-Marie: *Wildpflanzen für die Küche. Botanik, Sammeltipps und Rezepte.* 6. Auflage. AT-Verlag, Aarau (Schweiz) 2007

Dreyer, Eva-Maris: *Essbare Wildpflanzen und ihre giftigen Doppelgänger. Wildkräuter sammeln – aber richtig.* 2. Auflage. Franckh Kosmos Verlag, Stuttgart 2011

Elmadfa, Ibrahim; Aign, Waltraute; Muskat, Erich, und Fritzsche, Doris: *Die große GU Nährwert-Kalorien-Tabelle 2014/2015.* 2. Auflage. Gräfe und Unzer Verlag, München 2013

Fleischhauer, Steffen Guido; Guthmann, Jürgen, und Spiegelberger, Roland: *Essbare Wildpflanzen. 200 Arten bestimmen und verwenden.* AT-Verlag, Aarau (Schweiz) 2015

Frank, Günther W.: *Kombucha. Das Teepilz-Getränk. Praxisgerechte Anleitung zur Zubereitung und Anwendung.* Ennsthaler Verlag, Steyr (Österreich) 2014

Guth, Christian, und Hikisch, Burkhard: *Grüne Smoothies. Die supergesunde Mini-Mahlzeit aus dem Mixer.* Gräfe und Unzer Verlag, München 2012

Hendel, Barbara: *Das Magnesium-Buch. Schlüsselmineral für unsere Gesundheit. Magnesiummangel rechtzeitig erkennen und behandeln.* VAK-Verlag, Kirchzarten 2014

Katie, Byron, und Katz, Michael: *Ich brauche deine Liebe – ist das wahr? Liebe finden, ohne danach zu suchen.* Goldmann Verlag, München 2012

Katie, Byron, und Mitchell, Steven: *Lieben was ist. Wie vier Fragen Ihr Leben verändern können.* Goldmann Arkana, München 2002

Katie, Byron, Panster, Andrea: *Über Selbstverwirklichung.* Arkana, München 2006

Kvesitadze, George; Khatisashvili, Gia; Sadunishvili, Tinatin, und Ramsden, Jeremy J.: *Biochemical Mechanisms of Detoxification in Higher Plants. Basis of Phytoremediation.* Springer Verlag, Berlin 2006

Leigh, Tina: *Superfood. Smoothies & Säfte. 100 leckere und vitalisierende Rezepte mit den kraftvollsten Lebensmitteln der Welt.* Hans-Nietsch-Verlag, Emmendingen 2014

Lieshout, Jacqueline van: *Detox Coach. Das 28-Tage-Programm. Sanft entgiften ohne auf Genuss zu verzichten.* Hans-Nietsch-Verlag, Emmendingen 2015

Paume, Marie-Claude: *Grün, wild und schmackhaft. Lebendige Nahrung gratis aus der Natur.* Hans-Nietsch-Verlag, Emmendingen 2011

Pies, Josef: *Vitamin K$_2$. Vielseitiger Schutz vor chronischen Krankheiten.* VAK-Verlag, Kirchzarten 2012

Schmid, Franziska, und Mehring, Stephanie K.: *7 Tage grün. Smoothies und Rohkost.* Trias-Verlag, Stuttgart 2015

Storl, Wolf-Dieter: *Kräuterkunde.* Aurum Verlag, Bielefeld 2011

Wigmore, Ann: *Recipes for Longer Life.* Avery Publishing, New York 1982

Wigmore, Ann: *Schlank, fit und gesund mit Weizengras.* Moderne Verlagsgesellschaft, München 1998 (vergriffen)

Wignall, Judita: *Raw Detox. Das Rezeptbuch.* Hans-Nietsch-Verlag, Emmendingen 2015

Hilfreiche Websites

www.arche-naturkueche.de
www.austriagoesraw.at
www.germanygoesraw.de
www.grünesmoothies.de
www.keimling.de
www.myveganworld.de
www.oekokiste.de
www.pureraw.de
www.raw-living.de
www.rohvolution.ch
www.sprossen-keimling.de
www.superfoodforyou.de
www.waterwise-destiller.de
www.worldgoesraw.com
www.zentrum-der-gesundheit.de

Anbieter für Mixer

Für die Zubereitung von grünen Smoothies verwenden Sie am besten einen Hochleistungsmixer. Solche Mixer können Sie unter anderem bestellen unter www. grünesmoothies.de, www.keimling.de und www.power-trifft-design.de

Verzeichnis der Rezepte

Über die Autorin

Victoria Boutenko stammt aus Russland und lebt mit ihrer Familie seit Ende der 1980er-Jahre in den USA. Sie ist eine weltweit bekannte Rohköstlerin und Gesundheitsaktivistin und gilt als „Entdeckerin" der grünen Smoothies. Mithilfe von Rohkost und grünen Smoothies ist es ihr gelungen, sich selbst und ihre Familie von schweren chronischen Krankheiten zu heilen. Victoria und ihre Familie halten Vorträge und Seminare in den USA und in Europa und unterhalten die Websites *www.rawfamily.com* und *www.greensmoothierevolution.com*.

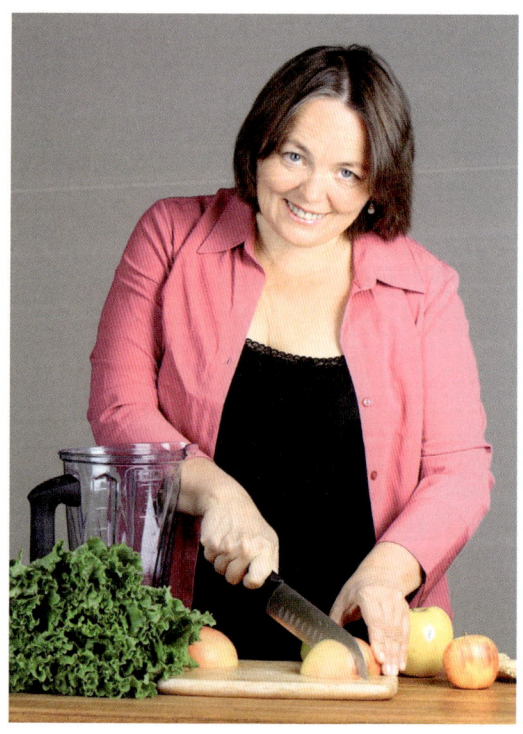

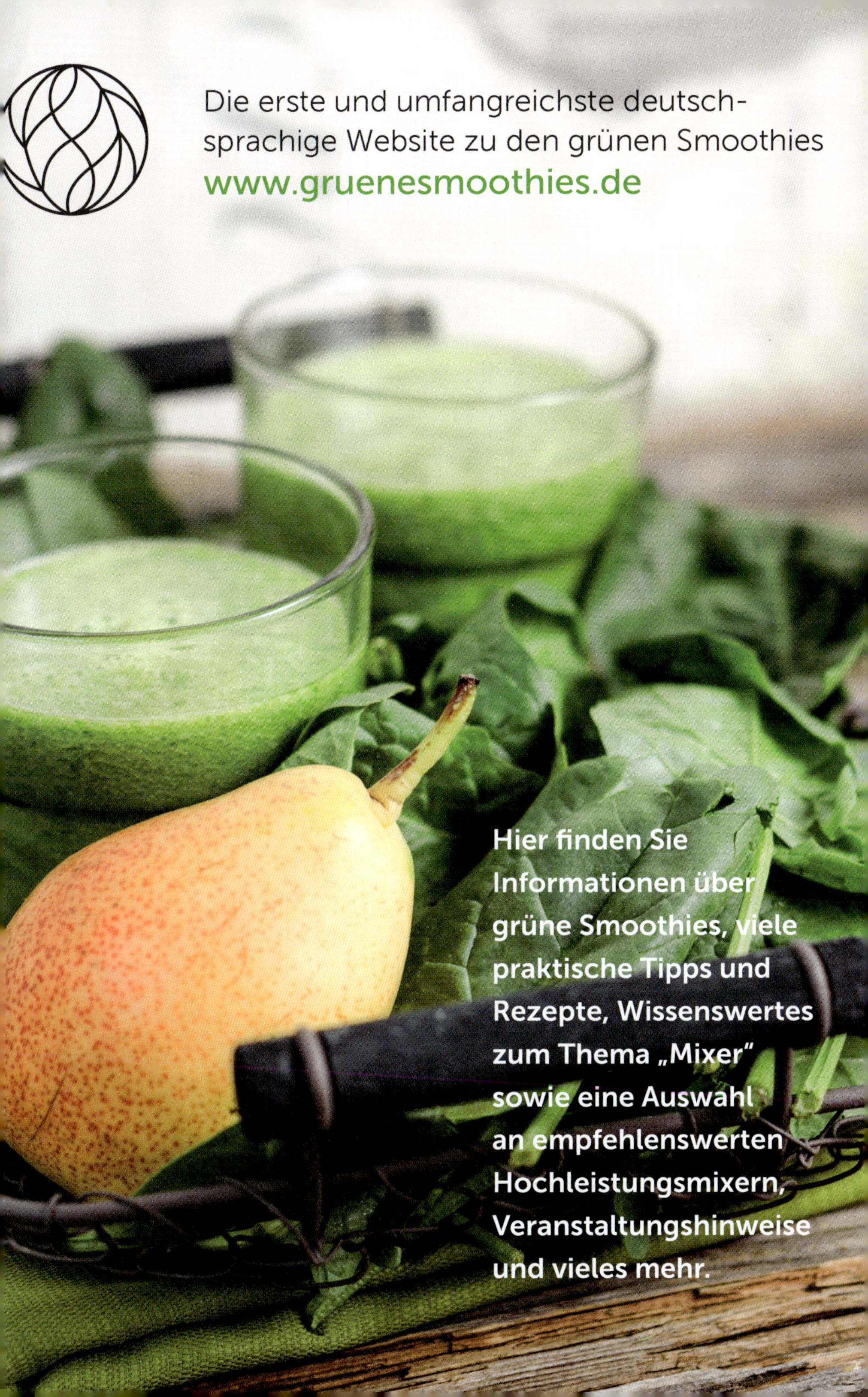

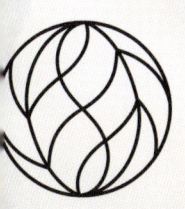

Die erste und umfangreichste deutsch-sprachige Website zu den grünen Smoothies
www.gruenesmoothies.de

Hier finden Sie Informationen über grüne Smoothies, viele praktische Tipps und Rezepte, Wissenswertes zum Thema „Mixer" sowie eine Auswahl an empfehlenswerten Hochleistungsmixern, Veranstaltungshinweise und vieles mehr.

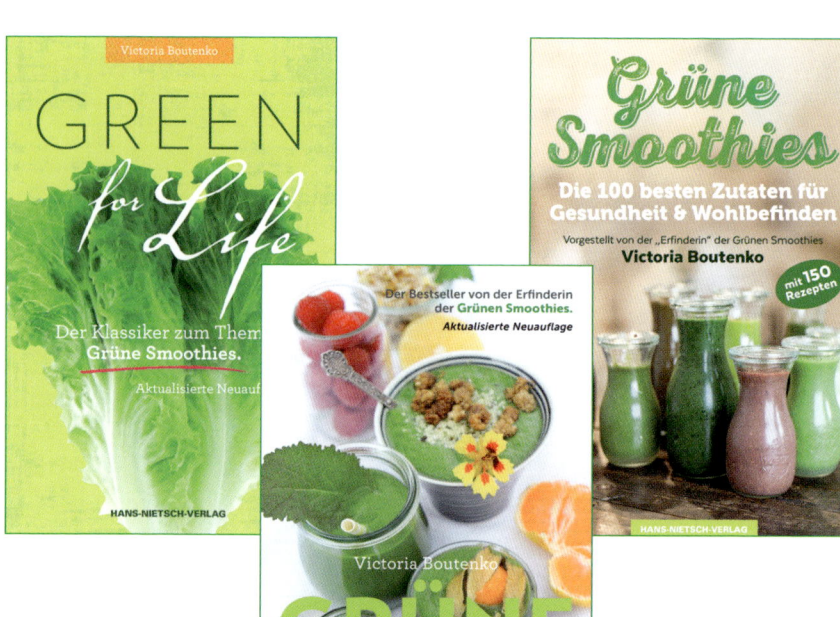

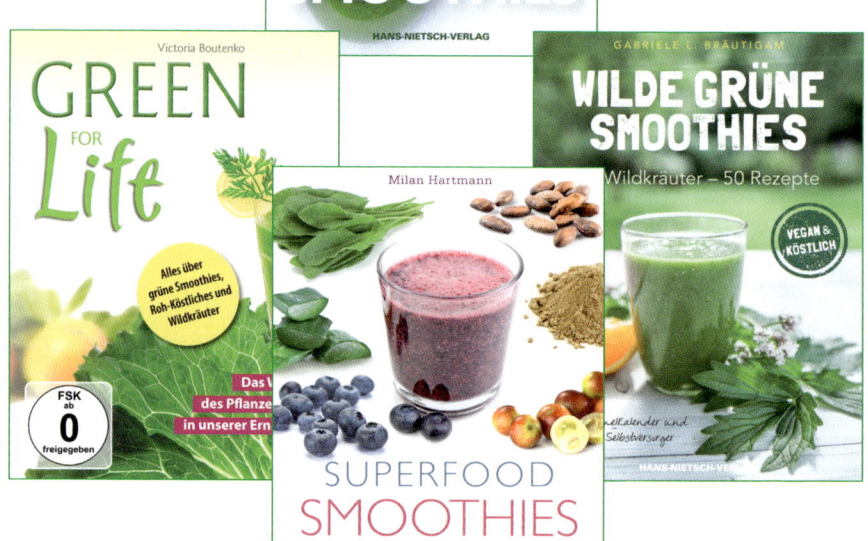